全国百名杰出青年中医学术文库

魏江磊

学术集萃

主编　魏江磊　韩振翔

科学出版社

北京

内 容 简 介

本书分学术思想、临床诊治、科学研究三部分介绍了魏江磊教授的学术经验。学术思想中论述了中风热毒论、疑难重症瘀之病机、"活血"新概念、中医急症思路。临床诊治中着重介绍了帕金森病、类风湿关节炎和偏头痛的西医认识、中医认识及魏师观点。科学研究列举了四项关于魏江磊教授学术思想和临床特色具有代表性的科学研究。每章自成一体地探讨临床某一难点、疑点或重点，见解新奇而实用。

本书可供中医临床、科研和教学人员参考使用。

图书在版编目(CIP)数据

魏江磊学术集萃/ 魏江磊,韩振翔主编. —北京：科学出版社,2020.5
（全国百名杰出青年中医学术文库）
ISBN 978-7-03-064791-7

Ⅰ.①魏… Ⅱ.①魏… ②韩… Ⅲ.①中医临床-文集 Ⅳ.①R24-53

中国版本图书馆 CIP 数据核字（2020）第 057679 号

责任编辑：陆纯燕 / 责任校对：谭宏宇
责任印制：黄晓鸣 / 封面设计：殷 靓

科学出版社 出版
北京东黄城根北街 16 号
邮政编码：100717
http://www.sciencep.com

南京展望文化发展有限公司排版
江苏句容市排印厂印刷
科学出版社发行 各地新华书店经销

*

2020 年 5 月第 一 版 开本：787×1092 1/16
2020 年 5 月第一次印刷 印张：7
字数：145 000

定价：68.00 元

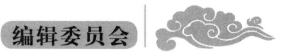

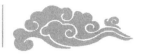

　　中医药文化是中华民族灿烂文化之一,具有实践性和济世精神。五千年来,中医界医者以仁爱为本,悬壶济世,为中华民族的健康和繁衍做出了巨大贡献。现今,中医学的治疗理念走出国门正逐渐为世界所接受,传统医药受到国际社会越来越多的关注,世界对中医药的需求日益增长,这都为中医药的发展提供了广阔的空间。

　　魏江磊,上海中医药大学附属曙光医院神经内科原主任,上海中医药学会神经分会副主任委员,中华中医药学会脑病分会副主任委员,中国首届百名杰出青年中医,国务院政府特殊津贴享受者,博士后,博士生导师。从事医教研工作30余年,熟读经典著作,有着严谨的治学态度、严格的从医理念、严肃的医疗作风、高尚的治学品德和风格,这些均来自他对中医执着的追求,更源于他认真的继承、发扬、整理、总结、提高和创新的精神。其擅长以中医药及中西医结合方法治疗心、脑、肾等疾病,尤其在心、脑缺血预适应过程中机体自身保护机制启动、细胞信号转导及中药干预效应研究,以及睡眠障碍机制方面有独到见解和丰富的实践经验。在国内首创"中风热毒论",以清热解毒疗法治疗中风急性期取得显著疗效。该理论被国内外媒体多次转载,具有较大学术影响。倡导"活血"新概念,即完整"活血"应涵盖"理气、化瘀、通络"三要素,尤其擅长运用虫类药通络治疗疑难杂症,取得优异疗效。

　　本书共分为三章,分别介绍了学术思想、临床诊治、科学研究。学术思想中论述了中风热毒论、疑难重症瘀之病机、"活血"新概念、中医急症思路。临床诊治中着重介绍了帕金森病、类风湿关节炎和偏头痛的西医认识、中医认识及魏师观点。科学研究中列举了关于魏江磊教授学术思想和临床特色具有代表性的科学研究,分别为中风先兆证候学特征、预警信号及脑宁康效应的临床与实验研究,急性缺血性脑卒中中医分型证候相关性探索——数模分析的综合应用,生地黄对大脑中动脉闭塞模型大鼠脑缺血神经损伤后三种不同基因表达的干预研究,脑宁康颗粒治疗急性缺血性脑卒中的临床疗效分析。

虽然此书内容算不上丰富多彩,但其中的经验是真实的,方药是理论实践得来的,心得体会是自身感悟的,理论也是言之有据的。但是,一个人的经历、实践、认识、观点,毕竟有其局限性,仁者见仁,智者见智。科学在发展,疾病在变化,作为医者,只有不断学习,向书本学习,向前辈学习,向同道学习,接受新科技,适应社会的需求而不断进取发展,才能为中医这门古老的学科注入新的血液,使之焕发生机,生生不息。

由于时间仓促,书中如有不足之处,请各位同道及广大读者不吝指正,以便今后修订完善。

主　编

2019 年 5 月 8 日

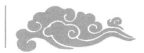

　　魏江磊,1983年毕业于安徽中医学院,主任医师,教授,博士后,博士生导师,曙光名医。上海中医药大学附属曙光医院神经内科原主任,上海中医药学会神经分会副主任委员,中华中医药学会脑病分会副主任委员,中国首届百名杰出青年中医,国务院政府特殊津贴享受者,上海中医药学会瘀证分会副主任委员,无锡易可中医医院创始人。曾在省级以上核心杂志发表论著78篇,出版专著4部;获省级科研成果4项,国家级科研成果1项,获省科技进步奖二等奖1项;获省高校科学技术进步奖二等奖1项,其中"老年症候学特征研究"获安徽省重大科技成果,并获安徽省科学技术进步奖二等奖。现担任2项"十五"国家科技攻关课题及2项上海市卫生科技重大项目主要负责人,荣获上海市科学技术进步奖三等奖。担任《中国中西医结合急救杂志》《中国中医药学刊》《实用中西医结合临床》《中国中医急症》等杂志编委。

　　曾被评为安徽十佳青年中医,安徽杰出青年中医。魏江磊教授从事中医内科及神经内科的医疗、教学和科研工作30多年,擅长以中医药及中西医结合方法治疗心、脑、肾疾病,尤其在心、脑缺血预适应过程中机体自身保护机制启动、细胞信号转导及中药干预效应研究,以及睡眠障碍机制方面有独到见解和丰富实践经验。用中医特色疗法治疗中风方面处于国内领先地位,所在科室已被命名为上海市中风特色专科。在国内首创"中风热毒论",以清热解毒疗法治疗中风急性期取得显著疗效,经验已被香港浸会大学、香港中文大学等收载,有较大学术影响。倡导"活血"新概念,即完整"活血"应涵盖"理气、化瘀、通络"三要素,尤其擅长运用虫类药通络治疗疑难杂症,取得优异疗效。以中医药干预离子通道,进而保护神经元的理论和实践已引起国内关注,其水平处领先地位。

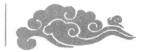

前言

医家小传

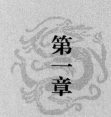

第一章

学术思想

在继承前辈学术思想的基础上,魏江磊教授潜心研读诸家学说,再经30余年医教研实践,逐步形成自有的学术思想及临床特色。因"死亡,伤寒十居其七",才有《伤寒论》问世,有"无问老少强弱,触之者即病",方成温病学术体系,故伟大学术成就现世时,便是病因被发现之时。在治学过程中,魏江磊教授逐渐形成了"掘病因剖病机,法随理出"的治学思路。当今之世,饮食过度、多逸少劳、思虑太过成为内伤杂病的主要病因,"正气存内,邪不可干",本虚标实乃今病主要辨证依据。

魏江磊教授擅长以中医药、中西医结合方案治疗心、脑、肾等疾病,尤其在心、脑缺血预适应过程中机体自身保护机制启动、细胞信号转导及中药干预效应研究,以及睡眠障碍机制方面有独到见解和丰富的实践经验。在国内首创"中风热毒论",以清热解毒疗法治疗中风急性期取得显著疗效,该论被国内外媒体多次转载,具有较大学术影响。倡导"活血"新概念,即完整"活血"应涵盖"理气、化瘀、通络"三要素,尤其擅长运用虫类药通络治疗疑难杂症,取得优异疗效。

第一节 中风热毒论

一 中风热毒论的建构与诠释[1]

(一)研究现状

中风是以突然昏仆、不省人事、口眼㖞斜、半身不遂、语言不利,或无昏仆而仅以口僻不遂为主症的病证。历代医家将其病机关键归纳为风、火、气、痰、瘀、虚六端。其中"风"为病形及病势的时空描述。即从时间维角度,有起病急骤,变化迅速之象;从空间维角度,有病主位在肝,风为阳邪,易袭阳位之征。本病以风、火、虚为病理进展主线,以气、痰、瘀为副线,最终呈现为筋脉失养而瘫,清宫不安而昏蒙,且具有急、暴等风的显著特征,主病理与肝密切相关,故曰:"诸热瞀瘛,皆属于火;诸暴强直,皆属于风;诸风掉眩,皆属于肝。"治法常遵循如下模式:初期,疏肝清心,顺气泻火,逐痰活络,兼以护阴潜阳;中、后期,滋阴潜阳,涤痰活血,开窍息风,佐以理气清热。

最近,已有学者另辟蹊径,从"毒"的角度论述中风的发生和发展,运用"解毒开窍"之法治疗中风,取得较优疗效,是中风研究的新动向。

(二)困惑与焦点

中风,中医内科四大难证之一,其难何在?

首先，难在疾病发生进展中复杂的病理机制。从《黄帝内经》《难经》开始，历代医家见仁见智，从外风立论起始，争论数千年，终达内风旋动之共识，然至今日对中风的病理认识仍有诸多疑问，亟待探索和启明。

疑问一，中风发生时主要病因是什么及内在联系如何？各病因在中风发生学中的地位，即风、火、痰、瘀在中风发生中是否有独特形态或变化？所占权重？是否相互影响？

疑问二，气火上逆，肝阳上亢是中风的直接病因还是间接病因？通过何种途径引起昏瞀、瘫等中风特有症状？

疑问三，中风病程各阶段，诸致病因素的强度变化如何，以及性别、年龄等变量是否有病机演变的特征性表达？

其次，难在暂无公认的有效治疗方法。因为病机复杂，临床思维盲区存在，导致治法上百家争鸣的局面，从疏散外风到理气活血，化痰开窍，再至滋阴潜阳，息风通络，所拟方法只能从某一侧面缓解或控制病情，但均不能彻底治愈。

而魏江磊教授在长期临床实践中，逐渐感受到中风发生和演进过程有浓厚的"热毒"病理色彩，拟"清热解毒"应之常有良效，以下将逐层剖析之，希望可以探索中风的病机与治疗学的奥秘。

二 热极生毒——中风之肇基

（一）热毒内涵及关联

毒为何物？《说文解字》释："毒，厚也，害人之草。"古代广泛引申为毒物、祸害、危害、苦痛等。《广雅·释诂二》："毒，痛也。"《广雅·释诂三》："毒，犹恶也。"毒在中医学中含义极广，主要有三个方面：其一，泛指药物的毒性、偏性；其二，指病证，如丹毒，委中毒等；其三，指病因，如《金匮要略心典》："毒，邪气蕴结不解之谓。"从发生学角度，有外袭及内生之别，即有外袭之毒邪化为毒及邪蕴为毒两种变化方式，前者常由六淫之邪转化，后者多由外邪内侵，久而不除，蕴积而成。无论邪化为毒，或因盛而变，或因积而成，都是在原有病邪基础上化生而保留了原有病邪的某些特点。内生之毒主要来源于三个方面：一是指机体在代谢过程中产生的各种代谢废物，由于其在生命过程中无时无刻不在产生，因此，其是内生之毒的主要来源，也是危害人体健康的主要因素；二是指那些本为人体正常所需的生理物质，由于代谢障碍超出其生理需要量也可转化为致病因素形成毒；三是指本为生理物质，由于改变了它所应存在的部位而成毒。总之，内生之毒与脏腑功能紊乱密切相关。同时，作为第二病因，可严重干扰脏腑气血阴阳的正常运行，既能加重原有病情，又能产生新的病症。肝主一身之气机，又主情志，故五志过极，肝郁化火，火盛生毒是内生之毒常见发生形式。

毒的发生,内生之毒是脏腑气血功能紊乱,精微物质不从正化,反为异化而来。导致脏腑功能异常的原因繁多,其中尤为引人注目的是七情不遂,五志过极而致的心、肝火盛。肝者,将军之官,其气刚烈,阳常有余,阴常不足,气易升,阳易亢,又主司情志,通畅一身气机。五志失和,疏泄无权,肝气郁久化火;心者,阳中之太阳,其气火热,热易升,火易旺,又主神明,统司一身血脉。七情怫郁,引动心火,火性炎上,主升主动。火入气分,则气无常态,气机逆乱,上冲清窍;火侵血分,则血无常形,血热妄行,上扰清宫,火擅外燎筋脉,内损脏腑,其起急,其发骤,其酷烈,其峻猛,常邪莫能似之,故当以"毒"为名。热极令气离位,火盛命血异形,故毒即"离经叛道"之气血,而热乃内生毒邪之本由。

毒自火热生,其演化过程大致有三态:即初始态、中生态、极致态。

初始态见火入气分,脏腑气机逆乱,气火冲逆于上,热盛为毒,火灼筋脉,毒损脑络,伴随有火熬津液而为痰,痰毒互结,阻滞气机,外壅筋脉,上蒙清窍,故初始态是为毒在气分,痰热乃重要病理加强之象。

中生态见火由气入血,血热妄行而为毒,上而充斥脑窍,败伤脑络,外而灼伤津液,闭塞筋脉,内而耗动真阴,伐伤脏腑。伴随有火燔血液而为瘀,瘀毒相合,瘀阻清阳,元神失养,毒败脑络,清窍不宁。中生态是为毒有血分,瘀热是显要病理加强之征。

极致态见气血逆乱,并走于上,热极毒盛,痰瘀互结。热极则耗伤阴液,毒盛则腐败脏腑,痰凝令气不行,瘀阻使血不畅。《外科精要·卷上·华佗论痈疽疮肿第二十一》曰:"……发于上者,阳中有毒……发于内者,五脏之毒……发于上者,得之速……感于五脏则难瘳。"热毒骤起,痹阻脑络,熏蒸清宫,燔灼筋脉。心主神,脑为髓海,元神之府。两者均处上位,故热毒壅盛,弥漫神明之宫,而见视歧昏瞀。脑总众神,脑危则五脏不宁,毒阻气血,败坏脑窍,灼伤筋脉见僻不用。故极致态为热毒炽盛,夹痰夹瘀,闭阻气血,内败脑窍,外灼筋脉之象。

以上三态的发展和演变与以下因素密切相关。① 加强因素:情志不遂,五志失和而致心肝火旺;饮食不节,脾运失健,痰浊内生,蕴久化热;或瘀热内结,闭阻气机,气血逆乱。② 削弱因素:预防未生之毒,重在清心疏肝;清除已生之毒,要在顺气活血,清热解毒;排除蓄积之毒,最优调气通腑;控制毒之伴侣,务在化痰逐瘀。

(二) 毒的十大特征

毒由邪生,具有鲜明个性。

其一,骤发性。起病急骤,传变迅速或直中脏腑,病情进行性加重。

其二,广泛性。致病区域宽广,常见脏腑、经络、四肢同时病变。

其三,酷烈性。致病力强,危害严重,变证多见,毒邪常伏气血,耗伤阴液,败坏脏腑,其病情多呈急、危、疑难之象。

其四,从化性。此指毒具有以体质学说为根据发生变化的性质,魏江磊教授临床观察发现中风先兆症状的出现有性别、年龄特征性变化,如60岁以上人群热极生毒症状明显少于50岁以下人群,符合毒的从化性特点。

其五,火热性。从毒邪致病的表现看,其证多属火属热,邪变为毒,多从火化。火性炎上,易袭阳位,故毒之为病,其高者,因而患之。中风热毒研究观察发现,中风先兆患者常有面红目赤、烦躁、神昏、视歧、昏瞀等一系列清宫被扰,元神不安之症。

其六,善变性。此指毒邪致病,病变无常,变化万端,无明显时间性和季节性,并根据所害客体的状况而表现出丰富多变的临床症状。

其七,趋内性。此指毒邪暴烈,常入内毒害脏腑,导致疾病迅速恶化。

其八,趋本性。毒由邪生,故保留原病邪的某些特点,如热毒常犯人体上部,痰毒常蒙蔽清窍,瘀毒易损伤脑络。

其九,兼夹性。毒常以气血为载体,无所不及,壅滞气机,败伤血分,又善入津液聚集之处,酿液成痰,故毒气为病常有夹痰夹瘀之特点。

其十,顽固性。毒邪内伏,营卫失和,气血亏损,脏腑败伤,其病多深重难愈,后遗症、变证蜂起,治疗难度极大,中风热毒研究涉及的中风当属其类。

综上所述,从毒的十大特征得出其定义:毒是一种与火热关系密切,以致病急骤、酷烈、广泛为特点,以损伤气血、败坏脏腑为目的的病理因素。

三　"热—毒—中风"模式诠释

历代临床学家均认为中风病机与火有联系,但单纯以清热泻火法治疗中风收效甚微,即使按目前公认的基本病机:风、痰、气、火、虚、瘀来治疗,亦无较优疗效。故仅用火热病机或上述基本病机来解释不能令人满意。而魏江磊教授在多年临床实践中发现中风具有前述毒之为病的十大特征。故认为中风发生是以热邪为先导,而以毒为主病机,其病变模式是"热—毒—中风"。

从热毒与中风联系的时空二维特征论述如下。

(一) 中风时间维与热毒

研究认为,中风发生学内容具有鲜明"热毒"色彩,以时间维视角观察,大概有以下特点:起病急骤,迅速出现气血运行逆乱,邪热内壅,上扰清窍之象,保留热邪致病的病机母系特征。

(二) 中风空间维与热毒

研究从空间维视角观察中风发生学特征,大致印象为广泛性。涉及空间广阔,外而筋脉,内而脏腑;既损气血,又伤阴阳。中风证候学研究发现病变辐射度宽广,以两脏以上等多脏病变为主。

总之,中风病程长、病情重、缠绵难愈的状态体现了火盛生毒的典型特征。其一,毒性峻烈,败伤脑窍、筋脉、脏腑则病重;其二,火伤津液,腑气不通,毒无支路,故难愈。总之,中风空间维清晰地带有毒的广泛性、从化性、火热性、兼夹性及顽固性信息。以上说明中风的发生、发展与毒有较强的关联度。

四 清热解毒——息风之要键

(一)清心疏肝以绝毒源

热极生风,火盛为毒是中风发生、演化的重要病机。故清热解毒即成为息风之要键。火自何来?来自肝心。证候学研究表明,中风先兆五脏病变以肝、心位居前列,故清心疏肝乃绝毒生源之治本大法。

(二)清热泻火以轻毒势

热为毒之母,母能令子实,故清热泻火可轻毒势,其法分三层:其一,已成之热,当以清热兼具解毒之品治之,如蚤休、半边莲、野菊花之辈;其二,上燎之火,当以苦寒直折其势,并引其下行,如夏枯草、生大黄之流;其三,疏通经络,行气活血,使火热之邪顺畅外出,火热即清即泻,其毒势当自轻矣。

(三)调气通腑以排毒邪

中风发生时,一方面可因心肝火盛、气血逆乱而生毒,另一方面可因火伤津液,毒败脏腑而腑气不通。生毒亢盛、排毒无权的结果是热毒鸱张,败伤脑窍、筋脉,表征为中风发展。故在上述清心疏肝、清热泻火的同时,还应强调通腑调气,以恢复排毒系统的正常功能,使热毒有去路,此谓"通则不毒""通则不病"。

综上,魏江磊教授从中风发生学和治疗学现状及困惑中认识到,本病病理的复杂和盲区是疗效不佳的根本原因[2]。从证候学和临床研究中发现中风发生学具有鲜明的"热毒"色彩,进而提出"中风热毒论"假说。并且他认为中风发生和演进中,有"毒"的信息存在,中风时空维具备了毒的十大特征。因而,清热解毒法理应成为息风之要键。

第二节　疑难重症瘀之病机

　　临床疑难杂症或久重危症治疗的切入口众说纷纭、见仁见智,然自《黄帝内经》《难经》以来,气血相关理论及与之相应的经络脏腑辨证学说一直在疾病的演进和随之人为的干预中居主导地位。深入探究,发现经络阻滞,尤其络脉不通有重要临床意义。魏江磊教授进一步发掘后,已在治疗理论上有所升华,实践上也取得成效,初步形成疑难重症通络治疗临床思维。

一　气血学说与脏腑、经络

　　中医理论以气血、脏腑、经络学说为基础。自古以来,对各自演进机理已有较为深入透彻的认识。然系统论、信息论及哲学的观点认为事物发生、发展的终极机制不外乎两点:首先是运动,在运动中成长演化;其次是交互,在联系中呈现多彩性和丰富性。运动是绝对的,交互是相对的,所呈现的图景是运动着的事物短暂停留或称"相对静止"。因此,以发展和交互(中医谓之整体观)的思维看待和分析事物是唯一正确的认识观。中医深得其真谛,故能长存数千年,大中华也由此而繁衍昌盛。

　　在此框架内,探索气血、脏腑、经络之间的交互和由此而出现的生理、病理及对策就有了科学的依据和支撑。

　　中医之"气"具双重概念,一是物质性,气是机体营养的源泉和本体;二是功能性,具有卫外、温煦、推动等效应。血是机体主要营养物质,化生于脾,储存于肝,朝向于肺,所主于心,转化于肾。血之运行靠气的推动,气之运行赖血之运载。两者交互,相辅相成,"气为血帅,血为气母"。气病则血病,气病主究两端。一为量之衰减,气虚无以运血,故重治心脾;二为质之偏差,表现为气的升降及运行速度变异。中医谓之"疏泄"无权,主究之肝。

　　气血运行通路即经络系统,而经络的病变能早期、及时、准确地干预气血运行,从而确立重要诊治价值。经络不通客观上为气血运行增添障碍,百病由此而生。故通络法理应成为临床重要法则。

二 经脉不通的层次

实际上,经脉不通与气血不畅交互作用,形成恶性循环。从中医发生学和病机学角度分析,疾病由浅入深、由轻及重。当病轻浅时,络脉不通的特征为气滞或气虚不能推动水液运行而为水湿阻络之象。当病情进展时,"久病必瘀"则表现为气滞或气虚血瘀阻络之象,阳虚体质者也可见气滞化火伤阴,瘀热互结阻络之象。

明白经脉不通的层次的实践意义如下: ① 肝气滞是共同病机,故应治病求本,以疏肝理气为先。② 治疗气滞湿阻时应少佐以活血之品,"务在先安未受邪之地"。③ 治疗气滞血瘀时应兼顾脾虚湿阻,以畅气机。④ 合理运用通络之品,病轻以植物药为主,病甚以动物药为优。⑤ 瘀热阻络是病理副线,应护肝体,常佐以养肝或柔肝潜阳之品以防动风。

第三节 "活血"新概念

魏江磊教授以临床疑难杂症或久重危症治疗为切入点,经过对《黄帝内经》《难经》的气血相关理论分析,以及对系统论、信息论及哲学观点的相关思考,认为络脉不通有重要临床意义。进一步发掘后,在治疗理论上有所升华,实践上也取得成效。逐步形成"活血"新概念,即活血＝理气＋化瘀＋通络,此三者称为活血三要素。活血三要素从理论上阐述了血流不畅的原因、血流和通路的状态及应对策略:因气虚或气滞、血流运行动力不足而致瘀阻经络;因血流速度锐减而停滞经络;因经络不畅或闭塞而阻碍血流正常运行。

一 虫类通络法临床应用与评价[3]

据临床疗效统计和实验室参数反馈,虫类药在通络治疗中存在明显优势,并有大量数据支撑,从而引起临床中医学家极大兴趣和关注。临床思维切入点如下。

(一)与行气化瘀法整合

通络法主要解决血液通道障碍,理气法主要解决血液运行动力不足,而化瘀法主要改善血液本体。三者合而为一,构成"活血"新概念。根据临床经验及资料收集,各法优选药物：① 理气法，如郁金、青皮、香附、木香、陈皮、路路通、川楝子、川芎、香橼皮、佛手；② 化瘀法，如丹参、泽兰、茜草、红花、桃仁、赤芍、益母草；③ 通络法，如水蛭、蜈蚣、白花蛇、全蝎、乌梢蛇、地龙、土鳖虫、僵蚕、蝉蜕。

（二）与温阳法整合

命门火衰，阳虚寒凝是瘀血阻滞、经脉不通的常见原因。关键环节是寒凝气滞，故治疗应重在温阳行气基础上加用通络之品。药物优选根据温阳强度分 3 档。A 档：强，但易伤阴，所选药物为附子、干姜、肉桂、桂枝。B 档：较强，不易伤阴，所选药物为仙茅、淫羊藿、巴戟天、菟丝子、肉苁蓉、补骨脂、锁阳、胡芦巴。C 档：弱（常称之为壮腰强肾），但不伤阴，所选药物为杜仲、续断、狗脊。

（三）与利湿化痰法整合

水湿与瘀血均为络脉不通的重要原因，两者之间通过气机不畅而联系密切，故唐容川《血证论》有"瘀血化水"之说。利湿化痰调畅气机是防止或治疗瘀血阻络的积极思维。优选药物：焦白术、泽泻、茯苓、海藻、法半夏、白芥子、胆南星、全瓜蒌。

（四）与清肝泻火法整合

阳盛体质前提下，肝瘀气滞最有可能走气郁化火路径，其后熬煎津液，灼血成瘀，瘀热互结，阻塞络脉。故治病求本，应清肝泻火。优选药物：龙胆草、夏枯草、羚羊角*、野菊花、蚤休、半枝莲。关键点：一是加入护肝之品，如白芍、沙参、麦冬、枸杞子等；二是使用理气不伤阴之品，如佛手、玫瑰花等。

（五）与潜阳息风法整合

火盛伤阴引动肝阳肝风，故通络法常与潜阳息风法合并，且部分虫类通络药同时亦有息风定惊之效。优选药物：石决明、钩藤、珍珠母、生龙骨、生牡蛎、磁石、鳖甲、龟板等。

二　常见疾病的虫类通络法中药选萃与评价

（一）中风（缺血性中风）

唐宋以前以"外风立论"，之后各医家均尊"内风立论"，至明清以叶桂为代表逐渐趋同以肝肾阴虚为病理主线，痰瘀、虚、气滞、火诸因素并存的病理演变景象。而瘀象出现于

---

　　* 现常用黄羊角代替，下同。

病变全程,故活血应为治疗重要环节,合理运用虫类药疏通脉络是疗效获得之关键。临床常用水蛭、白花蛇、全蝎、土鳖虫、地龙、僵蚕、蝉蜕、蜈蚣等。

评价:① 中风急性期(7 天内)常有心肝火旺、热毒炽盛,故应选用药性偏凉之虫类药如地龙、全蝎、僵蚕、白花蛇等,慎用蜈蚣。② 肢体偏瘫者常选用水蛭、全蝎、土鳖虫。③ 口眼㖞斜者常选用全蝎、僵蚕、蝉蜕。④ 通络强度依次为水蛭、白花蛇、全蝎、蜈蚣、穿山甲 *、土鳖虫、乌梢蛇、僵蚕、蝉蜕。

(二) 水肿

水肿关键是肺、脾、肾。腰以上肿究之肺、脾,腰以下肿究之脾、肾。水为阴邪,必伤阳气。病理主线是浊阴伤阳,寒凝气滞,痰瘀阻络,故在温阳利水基础上活血通络是治疗关键。虫类通络之品同样在治疗中居关键地位。临床常用全蝎、地龙、土鳖虫、僵蚕、蝉蜕、蜈蚣。

评价:① 本病损及真阴元阳,故峻猛破血之品应慎用或禁用如水蛭、白花蛇、穿山甲等。② 全蝎对于改善肾脏微循环有独特疗效,得到动物实验及临床观察资料的有力支撑。③ 慢性肾小球肾炎肾功能正常情况下,优选僵蚕、蝉蜕、地龙通络。实验资料认为虫类药有抑制免疫炎症效应。④ 大量蛋白尿时,优先考虑地龙、蜈蚣、蝉蜕,配以川芎、粉萆薢、牛蒡子、白茅根、益母草、丹参,有较好疗效。⑤ 慢性肾衰竭时,常用蝉蜕、地龙合生大黄、丹参、青黛、吴茱萸、肉桂、煅龙骨、煅牡蛎灌肠治疗,有良好疗效。

(三) 消渴

无论上、中、下消,其病理主线均为燥热伤阴,潜台词是瘀热互结,临床应高度重视。以清热养阴、化瘀通络法治疗,优选通络药物:水蛭、地龙、白花蛇、乌梢蛇、土鳖虫、僵蚕、蝉蜕。

评价:① 提倡合理饮食及量化运动原则,鼓励每天步行 5 000～7 000 m。在此前提下,以补阳还五汤为主方,加用水蛭、白花蛇、僵蚕以提高疗效。丹参合地龙为黄金药对。② 视物模糊为糖尿病眼底病变常见表现,中医病机为肝阴血亏、瘀阻络脉,应在滋阴养血前提下,加用化瘀通络药,如当归、川芎、土鳖虫、僵蚕、蝉蜕。注意点是不用峻烈理气药,常伍以佛手、玫瑰花、绿萼梅、香橼皮等,行气而不伤阴。③ 肢体麻木者,全蝎、地龙、土鳖虫、僵蚕为常用药。④ 通络药常伍以以下药对有良好疗效:玄参合苍术、山药合黄芪、丹参合地龙。

(四) 痹证

"痹者闭也",气血不通之意,故通络应为主干治法。轻者可用植物(藤类)通络药,如络石藤、海风藤等;重者、顽者常用动物(虫类)通络药,以白花蛇、蜈蚣、全蝎、土鳖虫、地

---

* 现临床上用相应的活血药物(王不留行、水蛭等)代替,根据实际情况具体选用,下同。

龙、僵蚕、蝉蜕等为优。

评价：① 行痹者选用僵蚕、全蝎、蝉蜕为佳。② 着痹者选用蜈蚣、地龙为佳。③ 痛痹者选用蜈蚣、全蝎、土鳖虫为佳。④ 顽痹者常有气滞血瘀，选用白花蛇、全蝎、蜈蚣为佳。⑤ 以上治疗未奏效时，加用炙马钱子 1 g，水煎服，每日 1 剂，效优。⑥ 偏上肢者通络药合用姜黄、羌活；偏下肢者通络药合用宣木瓜、独活。⑦ 疼痛明显者对症加用徐长卿、青木香、细辛、桂枝。

三　重要虫类药集锦

虻虫：破血逐瘀。《神农本草经》："色黄，微寒，主逐瘀血，通利血脉及九窍。"常用剂量：1.5~3 g。

洋虫：破血祛瘀，温中理气。《本草纲目拾遗》："九龙虫，活血化瘀，温中理气。"治疗中风用洋虫 24 枚，薄荷汤送服；治疗胃病用洋虫 7 枚，木香末冲酒服。内服：生吞、研末或入丸剂。外用：捣烂敷。

穿山甲：搜风活络。《滇南本草》："破气行血。"《本草再新》："搜风祛湿，解热败毒。"常用剂量：5~10 g。

蚕蛹：温阳补肾，祛风除湿，健脾消积。治疗高胆固醇血症。《医林纂要》："和脾胃，祛风湿，长阳气。"常用剂量：30 g。

蚕沙：祛风除湿，活血定痛。《中华本草》："味甘，辛，性温。"常用剂量：10~15 g。

地胆：有大毒，主攻毒逐瘀。《神农本草经》："主寒热、鼠瘘、恶疮、死肌、破癥瘕。"《本草纲目》："治疝积、疼痛，余功同斑蝥。"常用剂量：0.03~0.06 g。

全蝎：祛风止痉，通络，解毒。《雷公炮制药性解》："味甘、辛，性平，有毒，入肝经。"① 血虚生风忌；② 治脉管炎、慢性肾炎、慢性支气管炎、中风；③ 特效疾病：淋巴结结核、烧伤。常用剂量：2~5 g。研末吞服，每次 0.6~1 g。外用适量。

红娘子：攻毒通瘀，破积。《本草纲目》："盖厥阴经药，能行血活血。"内服丸散治闭经，外用治瘰疬、癣疮。外用：研末敷贴。内服：研末入丸散。

刺猬皮：降气定痛，凉血止血。《本经逢原》："主五痔阴蚀，取其锐利破血也。"常用剂量：3~10 g。研末服，每次 1.5~3 g。

龙涎香：抹香鲸肠内分泌物。行气活血，散结止痛，利水通淋。小剂量有兴奋中枢、强心作用。《本草纲目拾遗》："活血，益精髓，助阳道，通利血脉。"研末，每次 0.5~1 g。

白花蛇：祛风，通络，止痉。《开宝本草》："主中风、湿痹不仁、筋脉拘急、口面㖞斜、半身不遂。"宜禁：《本草从新》："唯真有风者宜之，若类中风属虚者大忌。"阴虚内热禁用。煎服，3~4.5 g。

僵蚕:祛风解痉,化痰散结。《本草思辨录》:"治中风失音,男子阴痒痛,女子带下。"现代可用于糖尿病、乳腺炎。"偏治湿胜风痰,而不沾燥热风痰"。常用剂量:3~10 g;散剂每服 1~1.5 g。

乌梢蛇:祛风湿,通经络。《开宝本草》:"主诸风瘙瘾疹、疥癣、皮肤不仁、顽痹诸风。"禁用:血虚生风者。常用剂量:9~12 g。

乌贼骨:收敛止血,固精止带,制酸止痛,收湿敛疮。《本草拾遗》:"主血刺心痛。"烘干研粉,每次 1~3 g。主治功能失调性子宫出血、冠心病。

水蛭:破血逐瘀通经。《名医别录》言其可"坠胎"。常用剂量:3~6 g;研末吞服,每次 0.3~0.5 g。

青娘子:攻毒,逐瘀。《本草经集注》:"味辛,微温,有毒。"常用剂量:内服,1~2 枚;或入丸、散。

石龙子:破结行水(《名医别录》守宫)。《本草纲目》:"消水饮,滑窍破血。"烧存性,每次 1 g,内服。

龙虱:补肾,活血(《中药志》水龟子)。《物理小识》:"食之活血。"常用剂量:4~7.5 g。

马陆:破积解毒。《神农本草经》:"主腹中大坚癥,破积聚,瘜肉恶疮,白秃。"有毒,多外用,慎内服。

天牛:活血祛瘀通经。《本经逢原》:"治疗肿恶疮。"常用剂量:3~6 g。

云实虫:治筋骨痛。研末,每次 1 g,甜酒送服。

五谷虫:清热消滞。《本草求原》:"治臁烂。"常用剂量:内服,研末,3~5 g;外用,适量。

五灵脂:行血止痛。《本草蒙鉴》:"行血宜生,止血须炒。"现代研究对结核、真菌有抑制作用。常用剂量:3~10 g,包煎,或入丸、散用;外用适量。

第四节 中医急症思路

一 扶正祛邪[4]

(一)正气盛衰与急症

正邪盛衰变化是疾病发生发展变化之重要病机,正气起决定因素,而急危重症中表现尤为突出,正虚极,非大力扶正莫能纠其虚;邪盛极,正必有所损,非强力祛邪兼以扶正不能复其体。急危重症发病中有关正气盛衰论述始于《黄帝内经》,后世多有发挥,从总体来看其理论主要涵盖两方面,即正气量之虚损和质之偏差。前者指气血阴阳虚衰,其中以气血亏虚为统枢,以真阴元阳虚损为根本。此时,机体御邪之力锐减,而急危重症立见,《灵枢·岁露》:"三虚者,其死暴疾也。"《景岳全书·入集·传忠录(中)·中兴论》:"常见今人之病,亦惟之气有伤,而后邪气得以犯之,故曰:邪之所凑,其气必虚。"后者指气血运行异常,其表现形式有二:一曰气行失常,升降失司,清浊乖张,主要表现为喘咳、呕呃、吐泻。《灵枢·五乱》:"清浊相干,乱于胸中,是谓大悗,故气乱于心,则烦心密嘿,俯首静伏。乱于肺,则俯仰喘喝,接手以呼。乱于肠胃,则为霍乱。乱于臂胫,则为四厥。乱于头,则为厥逆,头重脚仆。"二曰气血逆乱,气病及血,血病及气,上下内外相隔。《素问·生气通天论》:"上下不通,则暴扰之病也""阳气者,大怒则形气绝,而血菀于上,使人薄厥"。以上说明正气"质"的偏差即气血逆乱亦是正虚的主要表现,对此《黄帝内经》有精辟总结:"出入废,则神机化灭;升降息,则气立孤危。"

(二) 扶正法与急症

急危重症正虚理论源自《黄帝内经》,张机开扶正治疗急危重症之先河,历代医家间有补充和完善,认为在处理急危重症时,扶正乃是根本之法,祛邪仅作为扶正之手段和权宜之计,而扶正以达"阴阳自和"才是目的和归宿。因为急危重症多因久病正虚暴脱,或因正虚致邪气内侵,或邪盛伤正而暴作,所以顾护正气应贯穿于急危重症治疗过程的始终。正虚在不同疾病及正邪对立动态变化的不同阶段有其自身的不同特点与含义,存在着正气的量与质及其内容的不同,故扶正法应因证施治。

邪盛阶段,正气有受伐之虞,应攻邪勿伤正,中病即止。临床更提倡佐以顾护正气之品,"务在先安未受邪之地"。因此,历代有"发汗以取微汗为宜""汗之病,瘥后停服""得下,不必尽剂,余勿服"等告诫。而十枣汤、葶苈大枣汤、龙胆泻肝汤均伍以大枣、甘草等补虚之品,体现扶正思维。

正虚邪实阶段,邪气壅盛,正虚显露,应祛邪同时重视扶正,攻补兼施。例如,伤寒太阳病表邪未除,阳气受损而漏汗不止,宜桂枝加附子汤调和营卫,温经回阳,使表解阳复,汗液自敛。又如,外证未除却"数下之"损伤脾阳,症见利下不止,心下痞硬,宜桂枝人参汤温补脾胃,和里达邪。后世医家所创参苏散、人参败毒散之辈皆是扶正祛邪经典之作,诸如此类不胜枚举。

正气虚衰阶段,应及早大胆运用扶正补虚法。前贤佳术频出,张机的小建中汤救治腹中急痛,炙甘草汤救治心动悸、脉结代之心阴阳两虚,理中汤、四逆散等回阳之品挽救了无数急症患者的生命。由此看来,古代医家已注意到在急症中顾护正气、补虚培元的重要性,冀以预防或纠正急症进程中正气量之亏耗。

另外,正气质的偏差,诸如气机升降失司,气血运行逆乱,亦在急症发生和发展中占有较大权重。据最新统计,内科急症死因以气机逆乱最多见,由此而来的与调畅气血、调理气机相关的治法,在抢救急症中更是广泛应用,并取得良效。

综上所述,正气质量异常是急症进退的病机主线和根本,而扶助正气的临床思维即成为急症抢救的理论支柱和出发点。

(三)急症扶正法的内容[5]

1. 祛邪勿忘毒,泻毒贵在通

中医学之"毒",许多学者认为其概念模糊,具体应用更难以把握,魏江磊教授认为,无论外感六淫抑或内伤七情,日久均可邪郁化火,火盛酿毒。毒邪既成,外而损伤经脉,内而败坏气血,上可侵扰清宫,下可壅阻五脏。筋脉损则肢体不用,清宫扰则神明不宁,五脏塞致毒邪不泄,气血败则百病丛生。所以应充分认识到"毒"对人体的危害,当及时清之、解之、排之。如将成之毒,宜清之,掌握治病求本之法,在祛除原发病邪基础上,重视使用清热泻火之品,以绝毒源。此乃"上工治未病"之举,临床常以金银花、夏枯草、山栀子、知母、黄连、黄柏为君,臣以郁金、厚朴、桃仁、三七理气化痰,冀火清而毒源绝,气血畅则阴阳和。已成之毒,宜解之。根据病机,酌情加用行气活血化痰之品。解毒药以蚤休、半边莲、半枝莲、金银花、连翘、野菊花为上品,常臣以枳壳、厚朴、川楝子、路路通、桃仁、丹参、胆南星、半夏、海藻等。极盛之毒,宜通之。采取通腑泻毒之法,药如大黄、茵陈、金钱草、海金沙、牵牛子之辈;拟用通络活血之法,药如红花、丹参、川芎、地龙、全蝎、水蛭之属;施交通阴阳之法,因毒邪鸱张,败坏气血阴阳,故通腑之中不忘扶助正气,泻毒时还须交通阴阳,药如生地黄、熟地黄、天冬、麦冬、肉苁蓉、杜仲之类。

截断毒邪乃正气安全的重要保证。外邪入内,盛极化毒。内生之毒是正气亏虚,气血运行逆乱,不从正化,而异化所成。七情过极,五志失和,肝失疏泄,气血瘀滞,久而化火,火盛为毒,无论何种毒邪皆可扰乱气血,损伤正气。毒邪既成,则外而损及经络,内击败坏脏腑,上扰元神之殿,下乱性命之根,灼津液而痰生,阻血脉而瘀现,耗竭真阴,闭阻元阳,使正气虚之又虚,危急重症应之旋起。故截断毒邪已成当务之急。毒邪去,正气安,毒邪亡,急症康。截毒之法当分三层:其一,清心疏肝以绝毒源。肝主情志,心主神明,精神情志变化令肝郁化火,心火独亢,火盛生毒,下及肾阴,正如《医碥·中风·内风证》言:"心火暴盛,肾水虚衰"。故治法当以"降心火为主,心火降则肝木自平矣"(《证治准绳·中风》)。因心肝病变乃毒生之源,故清心疏肝乃绝毒之源,治本之法。常用莲子心、黄连、厚朴、川楝子、佛手、枳壳等药。其二,清热泻火以轻毒势。火为毒之母,母能令子实,故清热泻火可轻毒势。其中已成之火当以解毒之品治之,如蚤休、半边莲、野菊花之辈;上燎之火当以苦寒直折其势,并引其下行,如夏枯草、生大黄、通草之流。其三,调气通腑以排毒邪。人体在正常生理情况下有一套动态、立体、完善的排毒系统,这套系统主要由脏腑、排毒管道和运行如常的气血所组成。当毒邪过强或排毒系统功能紊乱时,毒即羁留不去。故疏达气血,通腑排毒是截毒重要手段。常用川芎、丹参、生大黄、芦荟、车前子、茯苓等。

解毒有许多方法,如"排毒",即通过通利大小便、排汗;"拔毒",即为以毒攻毒;"托毒",即是通过扶正解毒等。其中宣通气血既是扶正法之重要内容,又是解毒排毒与祛邪之切要。中医急症在危重患者的抢救中要集外科(毒)、骨伤科(瘀)、妇科(血)与儿科(肺、消化)等临床各科之特点,只有灵活运用施治方法,结合中医的优势和现代医学的优势,综合救治,方可提高疗效。

2. 祛邪方药之缺憾

祛邪法以攻伐邪毒为己任,代表医家为金元四大家之一的张子和,其擅长汗、吐、下三法。上焦在表之邪,汗而发之;中焦之邪,吐而安之;下焦壅塞之邪,通而善之。三法峻猛,非刚强之体莫能效之。因汗为心液,血汗同源,过汗则阴血亏耗,吐下太过亦常损及真阴元阳。上文已析,今人多正虚,单纯祛邪法可伐伤正气,使御外之力锐减,邪未去而正不宁,故应慎之。

单纯祛邪法救治急危重症效低的原因可从主、客体两方面思索。主体年龄、社会、心理的变化导致正邪力量出现新的图景,已如前述。客体原因则是祛邪法所拟用方药与主体特定病理、生理、环境发生对峙或不协调而致。临床上因此可观察到祛邪方药的典型负面效应。年属"天类"将绝之龄,肾中元气质量渐降,汗、吐、下则伤津液,营血为之亏耗,乙癸同源,真阴随之枯竭,阴生阳长,阴杀阳亡。以真元将衰之体应对攻邪之法,则敌邪未去,而正气先损,实非明智之举。临床观察发现单纯运用炙麻黄、生大黄、牵牛子、芒硝、甘遂等破气峻猛之品,抢救成功率低下,甚至有加速疾病恶化之可能。

二　热病临床思维[6]

魏江磊教授等拟定的清热解毒方药——脑宁康颗粒(野菊花、蚤休、丹参等)应用于中风患者,获得了显著疗效。同时周庆运用该方在局灶性脑缺血再灌注的大鼠动物模型上做了进一步的效应观察,发现清热解毒方药能够明显升高血中超氧化物歧化酶(superoxide dismutase, SOD)、一氧化氮(nitric oxide, NO)含量,降低血中丙二醛(malondialdehyde, MDA)、内皮素(endothelin, ET)、肿瘤坏死因子(tumor necrosis factor, TNF)含量,并均优于阿司匹林,表明清热解毒法具有清除自由基、调节 NO 与 ET 平衡、减少 TNF 的产生和释放、抑制 TNF 诱发的毒性作用,以及保护神经细胞功能、稳定神经细胞结构等神经细胞保护作用。此外临床研究表明,银杏叶提取物、三七皂苷、葛根素、灯盏花素、赤芍、当归、地龙、五叶参、毛冬青、水蛭、路路通、苦碟子、丹参、黄芪、绞股蓝、红花等单味中药的有效成分也能从降低全血黏度、改善微循环及代谢、清除氧自由基等不同途径、不同环节对缺血性中风的脑损伤起到一定的保护作用。这些清热解毒活血通络新药的出现,丰富了缺血性中风的急救手段,提高了救治疗效。

参 考 文 献

［1］ 刘爱华,魏江磊,李昊.中风热毒论研究思路探讨[J].时珍国医国药,2009,20(3):741－742.

［2］ 魏江磊.中风热毒论[J].北京中医药大学学报,2003,26(1):7－11.

［3］ 魏江磊,吴星宇.虫类通络法临床思维[J].中医药学刊,2006,24(12):2182－2183.

［4］ 魏江磊,吴星宇,王左.王左论急症之正邪观[J].中医药学刊,2006,24(11):1985－1988.

［5］ 魏江磊,宋红普,石敏,等.正气论——急危重症中的正气价值[J].中国中医药现代远程教育,2010,8(18):197－200.

［6］ 俞郦,魏江磊.清热解毒法在缺血性中风急性期的应用[J].中国中医急症,2013,22(5):766－769.

第二章

临床诊治

第一节 帕金森病

帕金森病（Parkinson disease，PD），又称震颤麻痹，以静止性震颤、运动迟缓、齿轮样肌僵直、姿势反射障碍等运动障碍为主要临床表现，属于锥体外系疾病，与中医学中"震颤""颤振""颤动"等病证描述相似。临床实践中，帕金森病还会出现诸如感觉症状、睡眠障碍、自主神经功能紊乱、神经精神症状及行为障碍等症候群，即非运动症状，分属于中医学的相应病证。帕金森病全人群患病率为0.3%[1]，老年人群患病率成倍增加，65岁以上老年人群患病率为1%~2%，80岁以上为3%~5%[2]。男性患帕金森病的相对风险为女性的1.46倍（95% CI：1.24~1.72，$P<0.01$）[3]。

一 西医认识

病因病机不明，目前主要西医学观点认为帕金森病是由内、外多因素综合作用，使纹状体内多巴胺和乙酰胆碱平衡失调所致，脑内其他神经递质参与了其发病过程。主要病因：① 大脑老化，正常人每20年约有13%的黑质多巴胺能神经元死亡，约80%的黑质多巴胺能神经元死亡就可能发生帕金森病。② 环境毒物，如1-甲基-4-苯基-1,2,3,6-四氢吡啶（MPTP）、除草剂、杀虫剂等。③ 自由基过量产生，基底节是脑代谢最活跃的部位，在代谢过程中产生大量羟化自由基，使黑质细胞受损。④ 遗传易患性，帕金森病有家庭聚类现象，有研究认为其符合多基因遗传。

帕金森病显著的病理改变是黑质致密带含黑色素神经元变性，导致黑质纹状体多巴胺系统功能不足，对壳核影响更大于对尾状核的影响。但黑质纹状体多巴胺系统功能不足不是唯一的病理机制。蓝斑去甲肾上腺素能神经元、缝核5-羟色胺能神经元也有损害。在存活的蓝斑、迷走神经背核、黑质致密带、Myenert基底核等部位可见到Lewy小体包涵体。Lewy小体包涵体亦可见于边缘系统、脊椎旁交感神经节、肠道肠肌层神经等结构内。

（一）临床表现

本病有震颤、肌强直和运动迟缓三大主症。

（二）诊断

1984 年,全国锥体外系疾病讨论会曾提出帕金森病及帕金森综合征的诊断标准和鉴别诊断,其中原发性帕金森病的诊断标准为:① 至少具备 4 个典型的症状和体征(静止性震颤、少动、僵直和位置性障碍)中的 2 个;② 是否存在不支持诊断原发性帕金森病的不典型症状和体征,如锥体束征、失用性步态障碍、小脑症状、意向性震颤、凝视麻痹、严重的自主神经功能障碍、明显的痴呆伴有轻度锥体外系症状;③ 脑脊液中高香草酸减少,对确诊早期帕金森病,以及特发性震颤、药物性帕金森综合征与帕金森病的鉴别均有帮助。这是国内最早的帕金森病官方权威诊断标准。为了达到早期诊断的目的,帕金森病的诊断标准处于不断更新的状态,在英国脑库帕金森病临床诊断标准的基础之上,《2016 中国帕金森病诊断标准》(简称《2016 标准》)参考了 2015 年国际运动障碍学会(MDS)推出的帕金森病临床诊断新标准,结合我国国情,对中国 2006 年发布的帕金森病诊断标准进行了更新。帕金森综合征的核心症状去掉了姿势平衡障碍。新的诊断标准分成临床确诊和临床可能两个层级,支持标准精简为 4 项,增加了辅助检查和非运动症状作为支持标准之一。《2016 标准》除保持了支持标准和排除标准项,增加了警示项作为诊断的调控,分为两个层级的诊断:"临床确诊的帕金森病"和"临床很可能的帕金森病"。《2016 标准》中帕金森病的诊断步骤是,首先明确患者是否符合帕金森综合征的诊断标准,如果符合帕金森综合征的诊断标准,则需要确定患者是否具有支持标准? 如具有至少 2 条支持标准,并无排除标准和警示项,则诊断为临床确诊的帕金森病。如无排除标准,但有 1 条的警示项,则必须有 1 条支持标准来抵消才能诊断为临床很可能的帕金森病;如无排除标准,但有 2 条的警示项,则必须有 2 条支持标准来抵消才能诊断为临床很可能的帕金森病;如无排除标准,但有超过 2 条以上的警示项,则不诊断为帕金森病。

（三）治疗

根据《中国帕金森病治疗指南(第三版)》[4],帕金森病的治疗原则及治疗如下。

1. 治疗原则

（1）综合治疗:每一例帕金森病患者都可以先后或同时表现出运动症状和非运动症状,但在整个病程中都会伴有这两类症状,有时会产生多种非运动症状。不仅运动症状影响了患者的工作和日常生活能力,非运动症状也明显干扰了患者的生活质量。因此研究人员应该对帕金森病的运动症状和非运动症状采取全面综合的治疗。治疗方法和手段包括药物治疗、手术治疗、运动疗法、心理疏导及照料护理等。药物治疗为首选,且是整个治疗过程中的主要治疗手段,手术治疗则是药物治疗的一种有效补充。目前应用的治疗手段,无论是药物或手术治疗,只能改善患者的症状,并不能阻止病情的发展,更无法痊愈。因此治疗不仅要立足当前,并且需要长期管理,以达到长期获益。

（2）用药原则：疾病的运动症状和非运动症状都会影响患者的工作和日常生活能力,因此,用药原则应该以达到有效改善症状、提高工作能力和生活质量为目标。研究人员提倡早期诊断、早期治疗,不仅可以更好地改善症状,而且可能会达到延缓疾病进展的效果。应坚持"剂量滴定"以避免产生药物的急性副作用,力求实现尽可能以剂量达到满意临床效果的用药原则,避免或降低运动并发症尤其是异动症的发生率,事实证明我国帕金森病患者的异动症发生率明显低于国外的帕金森病患者。治疗应遵循循证医学的证据,也应强调个体化特点,不同患者的用药选择需要综合考虑患者的疾病特点(是以震颤为主,还是以强直少动为主)和疾病严重程度、有无认知障碍、发病年龄、就业状况、有无共病、药物可能的副作用、患者的意愿、经济承受能力等因素,尽可能避免、推迟或减少药物的副作用和运动并发症。使用抗帕金森病药物治疗时,特别是使用左旋多巴时不能突然停药,以免发生撤药恶性综合征。

2. 药物治疗

根据临床症状严重度的不同,可以将帕金森病的病程分为早期和中晚期,即将 Hoehn - Yahr 1~2.5 级定义为早期,Hoehn - Yahr 3~5 级定义为中晚期。以下研究人员分别对早期和中晚期帕金森病提出具体的治疗意见。

（1）早期帕金森病的治疗：疾病一旦发生将随着时间的推移而渐进性加重,有证据提示疾病在早期阶段的病程进展较后期阶段要快。因此,一旦早期诊断,即应尽早开始治疗,争取掌握疾病的修饰时机,对今后帕金森病的整个治疗成败起关键性作用。早期治疗可以分为非药物治疗(包括认识和了解疾病、补充营养、加强锻炼、坚定战胜疾病的信心及社会和家人对患者的理解、关心与支持)和药物治疗。一般疾病初期多予单药治疗,但也可采用优化的小剂量多种药物(体现多靶点)的联合应用,力求达到疗效更佳、维持时间更长而运动并发症发生率最低的目标。

药物治疗包括疾病修饰治疗药物和症状性治疗药物。疾病修饰治疗药物除了可能的疾病修饰作用外,也具有改善症状的作用;症状性治疗药物除了能够明显改善疾病症状外,部分也兼有一定的疾病修饰作用。疾病修饰治疗的目的是延缓疾病的进展。目前,临床上可能有疾病修饰作用的药物主要包括单胺氧化酶 B(MAO - B)抑制剂和多巴胺受体(DR)激动剂等。

（2）中晚期帕金森病的治疗：中晚期帕金森病,尤其是晚期帕金森病的临床表现极其复杂,其中有疾病本身的进展,也有药物副作用或运动并发症的因素参与其中。对中晚期帕金森病患者的治疗,一方面要继续力求改善患者的运动症状,另一方面要妥善处理一些运动并发症和非运动症状。

3. 手术治疗

早期药物治疗显效明显,而长期治疗的疗效明显减退,或出现严重的运动波动及异动症者可考虑手术治疗,详见《中国帕金森病脑深部电刺激疗法专家共识》。需要强调的是手术可以明显改善运动症状,但不能根治疾病,术后仍须应用药物治疗,但可相应减少剂量。手术须严格掌握其适应证,非原发性帕金森病的帕金森叠加综合征是手术的禁忌证。手术对肢体震颤和(或)肌强直有较好的疗效,但对躯体性中轴症状如姿势平衡障碍则无明显疗效。手术方法主要包括神经核毁损术和脑深部电刺激术(deep brain stimulation,DBS),DBS 因其相对无创、安全和可调控而作为主要选择。手术靶点包括苍白球内侧部(GPi)、丘脑腹中间核(VIM)和丘脑底核(STN),其中在 STN 行 DBS 对改善震颤、强直、运动迟缓和异动症的疗效最为显著。术前对左旋多巴敏感可作为 STN–DBS 治疗估计预后的指标(B 级证据),年龄和病程可作为 STN–DBS 估计预后的指标,病程短的年轻患者可能较病程长且年龄大的患者术后改善更为明显(C 级证据),然而尚无足够证据就 GPi–DBS 和 VIM–DBS 的预后因素做出任何建议(U 级证据)。

4. 康复与运动疗法

康复与运动疗法对帕金森病症状的改善乃至对延缓病程的进展可能都有一定的帮助。帕金森病患者多存在步态障碍、姿势平衡障碍、语言和(或)吞咽障碍等,可以根据不同的行动障碍进行相应的康复或运动训练,如健身操、太极拳、慢跑等运动,进行语言障碍训练、步态训练、姿势平衡训练等。若能每日坚持,则有助于提高患者的生活自理能力,改善运动功能,并能延长药物的有效期。

5. 心理疏导

帕金森病患者多存在抑郁等心理障碍,抑郁可以发生在帕金森病运动症状出现前和出现后,是影响患者生活质量的主要危险因素之一,同时也会影响抗帕金森病药物治疗的有效性。因此,对帕金森病的治疗不仅常要关注改善患者的运动症状,而且要重视改善患者的抑郁等心理障碍,同时予以有效的心理疏导和抗抑郁药物治疗,从而达到更满意的治疗效果。

6. 照顾料理

帕金森病患者除了专业性的药物治疗以外,科学的护理对维持患者的生活质量也是十分重要的。科学的护理往往对于有效控制病情、改善症状趋势有一定的辅助治疗作用;同时也能够有效地防止误吸和跌倒等可能意外事件的发生。

指南可能适用于一般规律,在临床实际应用时,须注意详细了解患者的病情(疾病严重程度、症状类型等)、治疗反应情况(是否有效、起效时间、作用维持时间、"开"期延长和"关"期缩短时间、有无副作用或并发症)等,结合治疗经验,既遵循指南,又体现个体化原则,以期达到更为理想的治疗效果。

二　中医认识

　查阅文献,中医对本病命名认识无统一,直到 1991 年 11 月重庆市召开中华全国中医学会老年医学会第三届中华医学会老年脑病学术会议,将帕金森病及帕金森综合征统一为老年颤证。但随着医学发展,仅颤证不能全包括帕金森病,帕金森病非运动症状归属于相应中医病证。

《黄帝内经》无颤证名,但有类似记载。《素问·至真要大论》曰"诸风掉眩,皆属于肝";《素问·脉要精微论》曰"骨者,髓之府,不能久立,行则振掉";《素问·五常政大论》曰"其病摇动""掉眩巅疾""掉振鼓栗"。明代楼英《医学纲目·肝胆部·颤振》:"颤,摇也;振,动也。风火相乘,动摇之象,比之瘛疭,其势为缓。"提出颤振名。王肯堂《证治准绳》:"此病壮年鲜有,中年以后乃有之,老年尤多。夫老年阴血不足,少水不能制盛火,极为难治""病之轻者,或可用补金平木、清痰调气之法,在人自斟酌之。中风手足弹拽,星附散、独活散、金牙酒,无热者宜之;摧肝丸,镇火平肝,消痰定颤,有热者宜之;气虚而振,参术汤补之;心虚而振,补心丸养之;夹痰,导痰汤加竹沥;老人战振,宜定振丸。"论述了发病特点、病机及治法。清代张璐《张氏医通·诸风门·颤振》认为本病多因风、火、痰、瘀、虚所致,并列载方药十余首,使本病理法方药日趋充实。

近年来对于本病的病因病机,大多认为属本虚标实,本虚为脏腑衰退,其中,主要是肝肾不足,气血亏少;标实为痰、瘀、风、火等诸端为患。周仲瑛认为本病发生主要为肝肾亏虚、内风痰瘀。肝肾亏虚,一是生理性虚损,中年以后肝肾自亏,形体衰败;二是病理性虚损,多病重叠,或久病,伤及肝肾。在肝肾亏虚的基础上,痰瘀内生,脑络阻滞,内风暗动。痰、瘀、风成为重要病理环节。王永炎认为本病肝肾不足为本,是发病的基础,死血顽痰为标,是发病的根据,其中,痰、瘀、内风为发病动因。朱红梅认为本病肝肾不足,脑髓、筋脉失养是发病的基本病机,痰瘀阻络是发展的重要病理。胡建华认为本病主因肝肾亏虚、内风暗动、痰瘀交阻。

本病的证治可分为风阳内动、痰热风动、气血亏虚、髓海不足、阳气虚衰。

三　魏师观点

(一) 学术观点

1. 对于帕金森病运动症状

帕金森病的运动症状主要是由于黑质纹状体束通路变性,造成纹状体多巴胺缺乏所致,该病一经明确诊断,即须接受长期治疗。左旋多巴被公认为是改善患者运动症状最有效的药物,但不幸的是,应用该药物5年后,有超过70%的患者会出现运动并发症。该并发症的出现不仅严重损害了患者的运动功能,降低其生活质量,同时亦是致残的重要原因。左旋多巴诱发异动症的发病机制中,多种非多巴胺能信号转导通路可能协同发挥作用,寻找可能作用于多靶点的药物已成为医学界的期待。研究人员先期研究发现,经左旋多巴长期治疗后,帕金森病大鼠出现了左旋多巴诱导的运动障碍(levodopa-induced dyskinesia, LID),此时 LID 组大鼠的多巴胺和环磷腺苷(cAMP)调节的磷酸化蛋白-32(dopamine and cAMP-regulated phosphoprotein of Mr 32000, DARPP-32)(Thr75)表达比帕金森病组明显降低。

2. 对于帕金森病非运动症状

根据五脏理论,帕金森病属中医学"颤证"范畴,多由肝肾不足、气虚血瘀、虚风内动所致。乙癸同源,肝肾不足,精不化血,血不生精,则阴血不足,血不养心则不寐;血不润肠则便秘;精血亏虚,髓海失充则健忘;肾主水,司二便,肾中精气不足,肾失封藏,气不化水,则夜尿频频。肝主疏泄,调一身气机,肾藏元阴,润脏腑经络,气滞血瘀,筋脉不通,阴血亏虚,经脉失濡,故虚风内动,震颤常发。当治以调补肝肾、益气活血、息风通络之法。

(二)理论实践

1. 五脏论治

以天芪平颤方化裁治疗帕金森病非运动障碍患者,方中天麻入肝经,善治"四肢挛急"(《本草汇言》),且兼具化痰通络,调理气血之功。黄芪入脾经"直入中土,而行三焦,能内补中气"(《本草疏证》)。脾为气血生化之源,故又有古书言"专于补血,血补则阴气得和,而无枯燥拘牵之疾"(《神农本草经百种录》)。筋脉因之而濡,颤证可平,肠腑因之而润,便秘得通;心血因之而养,失眠可除。

2. 天芪平颤方的方解

天麻、黄芪共为君药,扶土健木,乃治病求本之意。熟地黄入心、肝、肾经,"专于补血,血补则阴气得和";白芍入肝经,"养血柔肝,善治厥阴木郁风动"(《玉楸药解》),同时尚有活血之功;僵蚕入肝经,祛风解痉,化痰散结,"劫痰湿而散"(《本草思辨录》),三者柔肝养阴活血化痰,共为臣药。天南星化痰祛风为佐使。便秘者加用麻仁,以润肠通便;抑郁者加用郁金、制何首乌,以疏肝养血解郁;夜尿多者加用益智仁,以固肾缩泉。全方共奏补肝肾、祛痰瘀之效,气血充则风痰止,肝气疏则震颤平。

附 现代研究

(一)帕金森病非运动症状的研究进展[5]

帕金森病以静止性震颤、运动迟缓、齿轮样肌强直、姿势反射障碍等运动障碍为主要临床表现。长期以来,改善患者的运动症状是帕金森病治疗的唯一目标。但临床实践中,帕金森病患者还会出现诸如感觉症状、睡眠障碍、自主神经功能紊乱、神经精神症状及行为障碍等症候群,即非运动症状。临床常用帕金森病非运动症状问卷(non motor symptoms

questionnaire，NMSQ）进行帕金森病非运动症状筛查,用帕金森病非运动症状评价量表
（non motor symptoms scale，NMSS）进行帕金森病非运动症状病势、疗效评估。98.6%的帕
金森病患者至少有1项非运动症状,且非运动症状的出现频率随病程及其严重程度增加
而上升。非运动症状存在于帕金森病各期,严重影响患者的生活质量。故应对帕金森病
非运动症状引起足够的重视。下面以临床表现、流行病学、病因病理、治疗方案、临床评价
为阐述架构,对帕金森病非运动症状的研究进展进行综述。

帕金森病非运动症状由症候群构成,感觉症状、睡眠障碍、自主神经功能紊乱、神经精
神异常为其主要症候群,每组症候群下又分若干亚群。症候的表现具广泛性、复杂性、个
体性、不确定性。非运动症状的病因是多方面的,具体尚不清楚,研究显示与年龄、病程、
病势、治疗帕金森病药物有相关性,可能与帕金森病运动症状有关。非运动症状发病机制
仍阐释不清,可能与帕金森病运动症状有关,有其自身病理基础。帕金森病非运动症状因
临床表现多样性、病因病理不确定性,导致治疗方案难度增加。同时临床表明,大多数非
运动症状多巴胺能药物治疗效果较差,故非运动症状的诊治应遵循早发现、早诊断、多途
径、多方案及个体化原则。疗效评价中,加强患者自评和专家他评的量表运用具有独特
优势。

1. 感觉症状

感觉症状主要有嗅觉障碍和疼痛。

（1）嗅觉障碍:帕金森病嗅觉障碍的表现呈多样性、不一致性,如气味辨别、气味识
别、气味记忆、气味感知等障碍。嗅觉障碍早见于运动症状。一项国际调查研究显示,帕
金森病嗅觉障碍发生率高达96.7%,无嗅觉障碍患者仅占3.3%,调整混杂因素后,帕金森
病嗅觉障碍占比亦高达74.5%。目前治疗无经验可循。据报道,电刺激疗法对嗅觉辨别
障碍有很大改善。嗅觉减退量表（hyposmia rating scale，HRS）实用性强,可用于症状评估
和疗效评价。

（2）疼痛:帕金森病疼痛可表现为骨骼肌疼痛、运动障碍性疼痛、根性疼痛、中枢性
疼痛等几个亚型,其中以骨骼肌疼痛、运动障碍性疼痛常见,它们可早于运动症状出现。
其发生率超过80%。其病因复杂,由系列因素共同作用,包括肌强直、骨骼畸形、关节痛、
力学改变等。可能的病理机制是广泛的 Lewy 小体变性,影响到包括扣带回、岛叶皮质、杏
仁核及下丘脑等部位的中枢疼痛系统。目前帕金森病疼痛无确切治疗方案,多予对症治
疗。左旋多巴可提高帕金森病疼痛阈值。临床评价主要考量疼痛时间、疼痛强度两要素,
依赖患者描述及疼痛评分量表,其中量表如生活质量问题量表 SF36（short form 36 quality
of life questionnaire）、视觉模拟评分量表（visual analogue scale，VAS）、疼痛绘图（pain
drawing）。

2. 睡眠障碍

睡眠障碍主要有白天过度嗜睡（excessive daytime sleepiness，EDS）、快速眼动（REM）

睡眠行为障碍（REM sleep behaviour disorder，RBD）、不宁腿综合征（restless leg syndrome，RLS）。

（1）白天过度嗜睡：帕金森病中发生率大约为50%，且EDS可能是帕金森病临床前兆之一。目前治疗主要是减少、替换或停用可导致或加重EDS的药物，以及对症治疗，如丁苯酞对其有改善作用。临床评价采用2010年国际运动障碍学会推荐的爱泼沃思嗜睡量表（Epworth sleepiness scale，ESS）。

（2）REM睡眠行为障碍：以睡眠REM期出现与梦境相关的运动行为为主要特征。其发生率为25%~50%。其可能由REM期肌张力迟缓消失所致，与巨细胞网状核、旁正中核、蓝斑、背缝神经核、脚间核、黑质等脑干神经核团及与之相关的基底核病变有关。目前RBD的治疗多为对症治疗，氯硝西泮被认为是较有效的药物。临床评价可采用2010年国际运动障碍学会推荐的帕金森病睡眠量表（Parkinson's disease sleep scale，PDSS）、帕金森病致残量表-睡眠部分（scales for outcomes in Parkinson's disease-sleep，SCOPA－S）、匹兹堡睡眠量表（Pittsburgh sleep quality index，PSQI）。

（3）不宁腿综合征：表现睡眠时出现双侧大腿、小腿难以名状的不适感、蚁行感、肿胀感等，患者以移动患肢、辗转反侧、下床走动等方式缓解。不同种族PDRLS的发生率为0.8%~15%，女性比男性常见，此类患者中40%~90%有家族史。发病机制不明。目前RLS治疗为对症治疗，欧洲神经病协会《欧洲神经病治疗手册》中针对帕金森病非运动症状治疗推荐多巴胺受体激动剂罗匹尼罗和普拉克索治疗原发性RLS，但此类药治疗PDRLS证据尚不足。临床评价可采用2010年国际运动障碍学会推荐的PDSS、SCOPA－S、PSQI。

3. 自主神经功能紊乱

自主神经功能紊乱表现主要有胃肠功能症状、心血管调节障碍、泌尿生殖功能症状、体温调节异常。临床评价可用帕金森病非运动症状评价量表（NMSS）、Martine Visser教授等设计的帕金森病特异自主神经症状评定量表。

（1）胃肠功能症状：帕金森病胃肠道症状主要表现为味觉缺失、流涎、恶心、吞咽困难、便秘等，其中便秘是帕金森病非运动症状最常见症状之一。目前治疗多为对症治疗，同时减少、替换或停用可导致或加重胃肠功能障碍的药物。

（2）心血管调节障碍：帕金森病心血管调节障碍主要表现为直立性低血压、心输出量减少、心律不齐，其中又以直立性低血压最常见。直立性低血压表现为体位改变后全身乏力、头晕、思维迟钝，甚至晕厥等，帕金森病直立性低血压发生率为20%~50%。直立性低血压主要与交感神经受损后压力反射障碍、迷走神经功能障碍有关，高龄、饱餐、饮酒、激烈运动、药物等能诱导或加重直立性低血压。干预直立性低血压应加强预防，目前美国食品药品监督管理局（Food and Drug Administration，FDA）批准用于直立性低血压治疗的药物有米多君和屈昔多巴。

（3）泌尿生殖系统功能症状：帕金森病泌尿功能症状主要表现为尿频、尿急、尿失禁、夜尿多、排尿启动困难等。在帕金森病晚期出现，发生率为57%~83%，且男性多于女性。脑桥排尿中枢损害致排尿反射障碍是其主要机制。目前认为多巴胺能药物、深部脑刺激治疗能改善或重建排尿反射，胆碱能受体抑制剂能减少膀胱逼尿肌不随意收缩。帕金森病性功能障碍主要表现为性冷淡、性亢进、勃起障碍、快感缺失等。泌尿生殖功能症状可能与年龄、社会压力、药物副作用有关；副交感神经功能障碍和睾酮减少是其可能病理。其治疗可用昔多芬、多巴胺受体激动剂。

（4）体温调节异常：帕金森病体温调节异常主要表现为对冷热的不耐受、排汗异常、头颈部汗液增多而双下肢皮肤干燥等。帕金森病的多汗主要出现在"关"期，与交感神经功能减退有关。目前左旋多巴或左旋多巴受体激动剂可减少帕金森病患者汗液的分泌。

4. 神经精神异常

神经精神异常主要有情感障碍、精神症状、认知障碍。

（1）情感障碍：帕金森病情感障碍主要表现为抑郁、焦虑、淡漠等症状。

帕金森病的抑郁主要表现为抑郁、恶劣心境、易怒、失败感、有自杀想法但自杀率低。抑郁发生率达40%~50%，其中严重抑郁、轻度抑郁、心境恶劣发生率分别为17%、22%、13%。帕金森病的抑郁与帕金森病发病机制有关，可能发生在运动症状之前，促进帕金森病运动症状的发展，与帕金森病发病年龄、病重程度可能无关。目前治疗可参照重度抑郁治疗指南。临床评价可用MDS量表评定小组推荐的汉密尔顿抑郁量表（Hamilton depression scale，HAMD）、蒙哥马利-艾森贝格抑郁量表（Montgomery-Asberg depression rating scale，MADRS）、综合医院焦虑抑郁量表（hospital anxiety and depression scale，HADS）、贝克抑郁量表（Beck depression inventory，BDI）、老年抑郁量表（geriatric depression scale，GDS）。我国2013年《帕金森病抑郁、焦虑及精神病性障碍的诊断标准及治疗指南》推荐HAMD和BDI用于帕金森病抑郁筛查和严重程度评价。

（2）精神症状：帕金森病精神症状主要表现为幻觉、妄想、躁狂等症状。

帕金森病的幻觉主要表现为思维混乱、激越、在幻觉中难辨真伪，发生率达40%。帕金森病幻觉发生主要与Lewy小体有关。目前治疗主要用抗精神病类药物。帕金森病精神症状等级量表（scales for outcomes Parkinson's disease psychosis rating scale，PPRS）、非运动症状问卷（non motor symptoms questionnaire，NMSQ）、帕金森病精神症状问卷（scales for outcomes in PD-psychological，SCOPA－PS）、迈阿密大学帕金森病幻觉问卷（Miami Parkinson's disease hallucinations questionnaire，UM－PDHQ）等可用于帕金森病幻觉临床评价。

（3）认知障碍：帕金森病认知障碍主要表现为思维缓慢、构词困难、痴呆等，分为轻度认知功能障碍和痴呆（PD with dementia，PDD）两阶段。临床评价可用帕金森病认知功能评定量表（Parkinson's disease-cognitive rating scale，PD-CRS）、蒙特利尔认知功能评定量表（Montreal cognitive assessment，MoCA）。

PDD 主要表现为智力下降、定向消失、记忆和视力缺乏、执行功能受损等。PDD 的发生率为 20%~50%，帕金森病发生痴呆的风险是正常人的 6 倍。其发生可能与皮质改变有关。重酒石酸卡巴拉汀是目前经循证医学证实可用于 PDD 治疗唯一有效的药物。

5. 总结

帕金森病非运动症状具有多样性、不典型性、复杂性等特点，且贯穿帕金森病全程，随着研究深入，其广泛性、强破坏性特点凸显出来，帕金森病非运动症状的诊治也愈发受到重视，目前病因病理不明，治疗多予对症治疗，对下一步工作提出了挑战：如未病应早预防，已病要早发现早诊断，是对帕金森病非运动症状先期指标的要求；循证可寻，指南可依，是对帕金森病非运动症状全程规范研究的要求；应继承，要发扬，是对帕金森病非运动症状研究思路创新的要求等。

（二）天芪平颤方研究

1. 天芪平颤方治疗帕金森病运动症状临床观察[6]

目的：观察天芪平颤方化裁结合西药治疗帕金森病的临床疗效。

方法：98 例患者随机分为验证组（49 例）、对照组（49 例），两组均常规服用西药（服药 3 个月—停药 1 个月—服药 3 个月），验证组加裁天芪平颤方，中药疗程 6 个月，评估治疗前后帕金森病评分量表（UPDRS，3.0 版）积分（Ⅰ、Ⅱ、Ⅲ、Ⅴ）、帕金森病生活质量评分（PIMS）、中医证候积分等参数变化。

结果：验证组 UPDRS 积分差值有改善趋势，但差异不显著（$P>0.05$），而 PIMS 评分、中医证候积分有明显改善（$P<0.05$），同时多巴丝肼分散片用量有效减少（$P<0.05$）。

结论：天芪平颤方对帕金森病运动症状有改善趋势；对帕金森病患者生活质量有较好的改善作用；能有效减少帕金森病患者多巴丝肼分散片用量。

讨论：帕金森病运动症状，主要是由黑质纹状体通路变性造成壳核多巴胺缺乏导致。而临床症状数量级的标志是黑质及纹状体中多巴胺缺少至少达到 80%，同时在正常纤丝聚集的神经元中，有嗜酸性脑质包涵体 Lewy 小体存在。上述病理内在变化投射到临床出现休息时震颤、动作徐缓、僵硬、体姿失稳等典型疾病表现形式。目前治疗仍以左旋多巴及等效药物为主配合多巴胺能药物如溴隐亭，选择性单胺氧化酶抑制药如司兰吉林，以及抗胆碱能药联合运用。但帕金森病治疗中最具挑战性的问题出现在面前：在左旋多巴及等效药物治疗 2 年以上患者群中有相当比例出现运动并发症。该并发症的发生和发展与左旋多巴的服用剂量、服用时间密切相关。如何能做到既控制帕金森病病情又尽量减轻运动并发症是目前帕金森病治疗的难题。

自 2009 年以来尝试采用传统中药天芪平颤方联合西药治疗帕金森病运动症状，同时在控制病情基础上观察是否能减少左旋多巴的用量。

帕金森病属中医学"颤证"范畴,多由肝肾不足、气虚血瘀、虚风内动所致。乙癸同源,肝肾不足,精不化血,血不生精,则阴血不足,血不养心则不寐;血不润肠则便秘;精血亏虚,髓海失充则健忘;肾主水,司二便,肾中精气不足,肾失封藏,气不化水,则夜尿频频。肝主疏泄,调一身气机,肾藏元阴,润脏腑经络,气滞血瘀,筋脉不通,阴血亏虚,经脉失濡,故虚风内动,震颤常发。当治以调补肝肾、益气活血、息风通络之法,天芪平颤方主之。方中天麻入肝经,善治"四肢挛急"(《本草汇言》),且兼具化痰通络、调理气血之功。黄芪入脾经"直入中土,面行三焦,能内补中气"(《本草疏证》);脾为气血生化之源,故又有古书言"专于补血,血补则阴气得和,而无枯燥拘牵之疾"(《本草经百种录》)。筋脉因之而濡,颤证可平,肠腑因之而润,便秘得通;心血因之而养,失眠可除。两者共为君,扶土健木,乃治病求本之意。熟地黄入心、肝、肾经,"专于补血,血补则阴气得和"。白芍入肝经,"养血柔肝,善治厥阴木郁风动"(《玉楸药解》),同时尚有活血之功。僵蚕入肝经,祛风解痉化痰散结,"劫痰湿而散"(《本草思辨录》)。三者柔肝养阴活血化痰,共为臣药。天南星化痰祛风为佐使。便秘者加用麻仁润肠通便;抑郁者加用郁金、制何首乌疏肝养血解郁;夜尿多者加用益智仁固肾缩泉。全方共奏补肝肾、祛痰瘀之效,气血充则风痰止,肝气疏则震颤平。

研究发现:天芪平颤方加裁治疗帕金森病运动症状 7 个月后,UPDRS Ⅰ、Ⅱ、Ⅲ、Ⅴ 积分差值有改善趋势,但差异不显著($P>0.05$);PIMS 评分有明显改善($P<0.05$);中医证候积分亦有明显改善($P<0.05$);同时验证组左旋多巴及等效药物用量明显减少($P<0.05$)。

综上所述,天芪平颤方对帕金森病运动症状有改善趋势;对帕金森病患者生活质量有较好改善作用;能有效减少帕金森病患者多巴丝肼分散片用量。

2. 天芪平颤方治疗帕金森病异动症临床研究[7]

目的:观察天芪平颤方化裁结合西药治疗帕金森病异动症的临床疗效。

方法:112 例帕金森病患者随机分为验证组(58 例)、对照组(54 例),因脱落等原因,验证组实际观察 50 例,对照组实际观察 47 例,两组均常规服用西药,验证组加裁天芪平颤方,疗程:服用 3 个月—停药 1 个月—服药 3 个月。评估治疗前后 UPDRS(Ⅲ、Ⅳ)、不自主运动量表(AIMS)及中医证候积分变化。

结果:验证组 UPDRS(Ⅲ、Ⅳ)、AIMS、MSR 中医证候积分较对照组变化明显($P<0.05$)。

结论:天芪平颤方化裁治疗帕金森病异动症有一定疗效。

讨论:帕金森病异动症主要是由于黑质纹状体束通路变性,造成壳核多巴胺缺乏而致。该病一经明确诊断即需接受长期治疗。左旋多巴被公认是改善患者运动症状最有效的药物。但不幸的是应用该药物 5 年以后,有超过 70% 的患者会出现异动症。该病的出现不仅严重损害患者的运动功能,降低生活质量,而且亦是致残的重要原因。

异动症的发病机制中,多种非多巴胺能信号转导通路可能协同发挥作用,试图寻找可能效应于多靶点的药物已成为学界的期待。研究人员先期研究发现一种纯天然传统中药方剂天芪平颤方可能对上述机制有作用。

研究表明：左旋多巴长期治疗后,帕金森病大鼠出现了异动症,此时磷酸化 DARPP - 32(Thr75)表达比帕金森病组明显降低。加用天芪平颤方治疗的帕金森病大鼠行为学有所缓解。研究者分析试验参数后认为,上调磷酸化 DARPP - 32(Thr75)表达对蛋白激酶 A(PKA)通路抑制增加,减少了异常运动行为。其机制可能是抑制 ERK 通路的异常激活,起到预防和控制异动症的作用。

为了进一步验证天芪平颤方在人类帕金森病异动症中的效应,近 3 年来,研究者临床观察 58 例,并与 54 例对照组做疗效比较分析。

该研究发现天芪平颤方加裁治疗异动症 7 个月后两组 UPDRS Ⅲ均有下降趋势($P<0.05$),但组间比较,验证组下降趋势幅度稍优于对照组,但无显著意义($P>0.05$)。同时,验证组 UPDRS Ⅳ的改善幅度明显优于对照组($P<0.05$)。

为进一步了解异动症变化情况,选用 AIMS(1～14)评估临床效果。结果发现,验证组 AIMS 明显下降($P<0.05$)。亚层分析认为 AIMS(1～5)下降明显($P<0.05$),对照组变化不明显。组间比较,验证组 AIMS 下降明显优于对照组($P<0.05$),提示加裁天芪平颤方后异动症有一定程度的改善,尤其口面及上肢异动症改善明显。

研究发现：异动症改善幅度与服用左旋多巴及等效药存在量效及时效关系。服用左旋多巴 250～1 000 mg 的异动症患者疗效较优($P<0.05$),服药时间<9 年的异动症患者疗效较优($P<0.05$)。

同时研究人员认为,加裁天芪平颤方后相应中医症状有变化,验证组基本控制率与显效率之和明显优于对照组($P<0.05$)。亚层分析发现,便秘、失眠、夜尿增多、口苦等症状改善幅度显著优于对照组。

综上所述,天芪平颤方化裁治疗帕金森病异动症有一定疗效。

3. 天芪平颤方化裁治疗帕金森病非运动症状临床观察[8]

目的：观察天芪平颤方化裁结合西药治疗帕金森病非运动症状的临床疗效。

方法：将 97 例患者随机分为验证组(50 例,因脱落等原因实际观察 41 例)和对照组(47 例,因脱落等原因实际观察 40 例)。两组均常规使用西药治疗,验证组加裁天芪平颤方化裁治疗,疗程为 3 个月。采用统一 UPDRS 第Ⅰ、Ⅱ、Ⅴ部分和帕金森病非运动症状 30 问卷量表(NMSQuest)、PIMS 评估帕金森病患者服用天芪平颤方后的参数变化,并对频率较高的临床症状逐一进行亚层分析。

结果：亚层分析显示,治疗前两组基线(UPDRS Ⅰ、Ⅱ、Ⅴ)一致($P>0.05$),治疗后验证组有改善趋势。帕金森病非运动症状出现频率较高的依次是记忆减退、便秘、夜尿增多、失眠和丧失兴趣。天芪平颤方对便秘、夜尿增加、失眠疗效显著($P<0.05$)。

结论：天芪平颤方化裁治疗帕金森病非运动症状特定临床表现有较好疗效,可有效改善帕金森病患者生活质量。

讨论：除了帕金森病患者的震颤、肌强直、运动徐缓及姿态反射障碍的四大运动主症外，近年来，非运动症状也引起学界关注。由于中脑腹侧盖部至边缘回的多巴胺系统也被累及，患者可有自主神经功能紊乱现象，如大小便排泄困难，唾液和皮脂腺分泌增加，汗腺分泌增多或减少等。部分患者还伴有高级神经功能紊乱症状，如进行性痴呆、抑郁、睡眠障碍、食欲减退、情绪低沉、焦虑等。前期研究也提示非运动症状的发生与 H－Y 之间存在明显相关性，随着疾病的进展，非运动症状出现的种类逐渐增加，两者呈线性相关，与国外 Chaudhuri 等研究一致。非运动症状存在于帕金森病发病与进展的全程。国际帕金森病非运动症状小组设计的问卷(NMSQ)能较好地覆盖。该研究显示帕金森病非运动障碍出现频率高的依次是记忆力减退(68.8%)、便秘(67.9%)、夜尿增多(52.2%)、失眠(49.3%)，以及丧失兴趣(44.1%)，与 Visseer 等报告大体一致。

多巴胺制剂对大多数非运动症状无明显疗效，而与此形成鲜明对比的是抑郁、睡眠障碍、疼痛、淡漠、记忆力下降和平衡障碍是使帕金森病患者觉得残疾的主要症状，对患者生活的影响比运动症状更明显。该研究尝试以中药天芪平颤方加裁治疗帕金森病非运动障碍。

该研究发现天芪平颤方加裁治疗帕金森病非运动症状 3 个月后，UPDRS Ⅰ、Ⅱ改善幅度明显优于对照组($P<0.05$)。NMSQuest 计分改善($P<0.05$)；同时对出现频率最高的记忆力下降、便秘、夜尿增多、失眠、丧失兴趣做亚层分析。经天芪平颤方干预后，便秘、夜尿增多，失眠改善幅度明显优于对照组($P<0.05$)，记忆力下降、丧失兴趣变化不大($P>0.05$)。与此同时，天芪平颤方对帕金森病中医证候学有一定改善，尤其对便秘、失眠、耳鸣、夜尿增多改善明显。

综上所述，天芪平颤方化裁治疗帕金森病非运动障碍特定临床表现有较好疗效，可有效改善帕金森病患者生活质量。

4. 天芪平颤颗粒对帕金森病大鼠异动症行为学及信号转导蛋白表达的影响[9]

目的：研究天芪平颤颗粒对帕金森病大鼠异动症行为学及信号转导蛋白 DARPP－32 和细胞外信号调节激酶(extracellular signal-reglulated kinases，ERK)磷酸化表达的影响。

方法：通过 6－羟基多巴(6－OHDA)立体定向至大鼠前脑内侧束建立帕金森病模型，共 25 只大鼠，随机分为 5 组，每组 5 只。帕金森病组：腹腔注射 0.2%维生素 C 液；西药组：腹腔注射左旋多巴甲酯 29 天；中药小剂量组、中剂量组、大剂量组：给予左旋多巴甲酯基础上分别加用不同剂量天芪平颤颗粒；另设假手术组为对照组($n=5$)。评估不同剂量天芪平颤颗粒对帕金森病模型大鼠异动症的行为学影响，并用免疫组化方法检测大鼠纹状体区磷酸化的 DARPP－32 和 ERK 表达情况。

结果：天芪平颤颗粒能减少左旋多巴制剂产生的剂峰旋转次数。免疫组化显示，与帕金森病组大鼠比较，西药组磷酸化 DARPP－32(Thr75)明显降低，中剂量组和大剂量组均未出现明显的降低($P>0.05$)。与帕金森病组磷酸化 ERK1/2 比较，左旋多巴甲酯长期治疗后，磷酸化 ERK1/2 表达升高，中剂量组和大剂量组表达量均未出现明显上升($P>0.05$)。

结论：天芪平颤颗粒可以减少帕金森病大鼠剂峰异动行为，可能通过 DARPP‑32 (Thr75)及 ERK1/2 磷酸化，发挥调节胞内异常信号转导的功能。

讨论：帕金森病是最常见的锥体外系疾病，主要见于老年人。中医学对该病早有记载，并将其划归于中医脑病"颤证"的范畴。目前，尽管人们对该病的病因、病机、治疗做了大量的研究，但至今仍未寻找到一种既能改善临床症状，又能阻止病情发展的有效药物或治疗方法。帕金森病多属本虚标实，诸虚并存，互相兼杂。该课题组使用不同剂量的天芪平颤颗粒辅助治疗帕金森病异动症，结果显示小剂量天芪平颤颗粒需要长期使用至第 29 天异动症才有明显改善；中剂量组及大剂量组从第 8 天开始就起到了预防异动症出现的作用；大剂量组与中剂量组比较，第 8 天剂峰旋转次数无明显差异，第 29 天该值有明显差异，进一步说明小剂量天芪平颤颗粒长期使用可以减少剂峰旋转次数，中、大剂量天芪平颤颗粒早期即可预防异动症，且长期观察大剂量比中剂量更有作用。

DARPP‑32 表达于纹状体投射神经元，在多巴胺的信号转导中有重要作用。PKA 可以促进 DARPP‑32 的 Thr34 位点的磷酸化，同时可能通过激活蛋白磷酸酶‑2A(PP‑2A)，使 Thr75 位点脱磷酸化。DARPP‑32 的 Thr34 位点磷酸化后，转变为蛋白磷酸酶‑1(PP‑1)的高效抑制剂，从而调控蛋白质的磷酸化状态，进一步影响下游信号转导。DARPP‑32 的 Thr75 位点磷酸化后成为 PKA 的抑制剂，其磷酸化程度的降低减轻了对 PKA 的抑制作用。由此可见磷酸化位点的不同可予 DARPP‑32 以相反的生理效应。该课题组前期研究发现，异动症模型纹状体区 ERK 的磷酸化增强，DARPP‑32 Thr75 位点磷酸化降低，提示 PKA 信号通路的 ERK 和 DARPP‑32 介导的信号转导增强。ERK 是丝裂原激活的蛋白激酶(mitogen activated protein kinase，MAPK)家族中的一成员，ERK 经 MAPK 的激酶 MEK 在 Thr202 及 Tyr204 位点上磷酸化修饰(又称 ERK1/2，P44/P42)后可参与更广泛的细胞内信号转导的调节。缓解异动症的药物(如腺苷 A2A 受体拮抗剂、大麻素 CB1 受体激动剂)可以减弱 ERK 和 DARPP‑32 的异常磷酸化，提示 ERK 和 DARPP‑32 参与了异动症的发生，其功能的增强可以激活下游的转录因子，影响纹状体区基因表达，也可调控参与纹状体功能调节的一些重要蛋白质的磷酸化水平。

该课题组对大鼠纹状体区总 DARPP‑32(Thr75)和磷酸化 DARPP‑32(Thr75)蛋白表达的变化进行了观察，发现各组纹状体区总 DARPP‑32(Thr75)表达量并未发生改变。左旋多巴长期治疗后，帕金森病大鼠出现了异动症，此时磷酸化 DARPP‑32(Thr75)表达比帕金森病组明显降低，这与该课题组前期研究结果一致。加用中药治疗的帕金森病大鼠行为学上有所缓解，同时免疫组化结果显示中、大剂量组 DARPP‑32(Thr75)表达未出现明显的降低，而小剂量中药效果不佳，出现了与西药组趋势相似的下降。原因可能是异动症时多巴胺受体敏感性增高，PKA 通路激活，从而降低了 DARPP‑32 蛋白 Thr75 位点的磷酸化表达，天芪平颤颗粒的使用上调了磷酸化 DARPP‑32(Thr75)的表达，对 PKA 通路抑制增加，减少了异常的运动行为，其中中剂量天芪平颤颗粒即可起到作用。该研究还观察了帕金森病大鼠纹状体区磷酸化 ERK1/2 蛋白表达的变化,发现帕金森病组磷酸化 ERK1/2 蛋白的表达量较假手术组大鼠降低,左旋多巴甲酯长期治疗后磷酸化 ERK1/2 表达显著升高,提示异动症时存在 ERK 通路的激活。中药辅助治疗后,中剂量组和大剂量组表达量均未出现明显的上升,仅小剂量组磷酸化 ERK1/2 表达升高,表明中、大剂量组较小剂量组抑制 ERK 通路异常激活的效果明显,中剂量组天芪平颤颗粒可抑制 ERK 通路的异常激活,起到预防异动症的作用。总之,天芪平颤颗粒可以减少帕金森病大鼠剂峰旋转次数,通过逆转磷酸化 DARPP – 32(Thr75)表达量的降低及磷酸化 ERK1/2 表达显著升高,改善了异动症时胞内异常的信号转导分子的功能,起到延缓病情发展的作用。

综上所述,天芪平颤颗粒可以减少帕金森病大鼠剂峰异动行为,可能通过 DARPP – 32(Thr75)及 ERK1/2 磷酸化,起到调节胞内异常信号转导的功能。

第二节　类风湿关节炎

一　西医认识

类风湿关节炎(rheumatoid arthritis,RA)是一种常见的以关节病变为主的慢性全身性自身免疫疾病。本病是慢性、进行性、侵袭性疾病,病理发展过程中滑膜增殖,造成骨关节侵袭破坏,最后导致关节强直、畸形、功能丧失而有不同程度的残疾,是造成人类丧失劳动力和致残的主要原因之一。其属于中医学"痹证"范畴,临床以关节疼痛肿大、强直畸形为特点。

(一)流行病学

类风湿关节炎几乎见于所有的种族和民族,呈全球性分布。其可发生在任何年龄,但发病高峰在 40~60 岁,其中女性与男性患病率之比为(2~3)∶1,我国患病率略低于 0.5%~1% 的世界平均水平,为 0.32%~0.36%。

(二)病因和发病机制

现代医学对其病因研究尚无定论,目前认为与其发病有关的因素如下。

1. 感染

目前认为环境中一些感染因素(细菌、支原体和病毒等)可能通过活化体内免疫细胞刺激释放细胞因子、致炎因子或激活体内抗原影响免疫系统等途径影响到类风湿关节炎的发病和病情进展。

2. 遗传

流行病学调查显示,类风湿关节炎的发病与遗传密切相关,其中许多地区和国家研究发现发病者 HLA - DRwu 抗原检出率明显升高,提示其发病与遗传有关。

3. 免疫紊乱

免疫紊乱被认为是类风湿关节炎的主要发病机制,以活化的 CD4$^+$T 细胞和 MHC - Ⅱ 型阳性的抗原呈递细胞浸润滑膜关节为特点。滑膜关节组织的某些特殊成分或体内产生的内源性物质作为自身抗原被活化,启动特异性免疫应答,导致相应的关节炎症状;在病程中不断增多的 TNF - α、白细胞介素 - 1(IL - 1)、白细胞介素 - 6(IL - 6)等细胞因子,促使滑膜处于慢性炎症状态;TNF - α 进一步破坏关节软骨和骨,造成关节畸形;IL - 1 是引起类风湿关节炎全身性症状如低热、乏力、急性期蛋白合成增多的主要细胞因子,是造成 C 反应蛋白和血细胞沉降率(简称"血沉")升高的主要因素。另外,B 细胞被激活分化为浆细胞,分泌大量免疫球蛋白,可以诱发炎症。类风湿关节炎患者中过量的 Fas 分子会影响滑膜组织细胞的正常凋亡,使类风湿关节炎滑膜炎免疫反应持续。

总之,类风湿关节炎是抗原介导,遗传、环境、感染、内分泌及免疫等多因素参与的自身免疫病。

(三)病理

类风湿关节炎的基本病理改变是滑膜炎,急性期滑膜表现为渗出性和细胞浸润性。滑膜下层小血管扩张,内皮细胞肿胀、细胞间隙增大,间质水肿和有中性粒细胞浸润。慢性期滑膜肥厚,形成许多绒毛样突起,突向关节腔层或浸入到软骨和软骨下的骨质。绒毛又名血管翳,有很大的破坏性,是造成关节破坏、畸形、功能障碍的病理基础。

血管炎可发生在类风湿关节炎患者关节外的任何组织,累及中、小动脉或静脉,管壁有淋巴细胞浸润、纤维素沉着,内膜增生,导致血管腔的狭窄或堵塞。类风湿结节是血管炎的一种表现,常见于关节伸侧受压部位的皮下组织,也可发生于任何内脏器官。结节中心为纤维素样坏死组织,周围有上皮样细胞浸润,排列成环状,外被以肉芽组织。肉芽组织间有大量的淋巴细胞和浆细胞。

(四)临床表现

类风湿关节炎的临床表现多样,包括主要的关节症状和关节外多系统受累的表现。

1. 关节表现

类风湿关节炎关节表现可分为滑膜炎症状和关节结构破坏的表现,前者经有效治疗可有一定可逆性,后者一经出现则很难逆转。类风湿关节炎病情和病程个体差异明显,主要表现如下。

（1）晨僵：为早晨起床后自觉病变关节僵硬（日间长时间静止不动后也可出现），如胶黏着样的感觉，持续时间至少 1 小时者。晨僵出现在 95% 以上的类风湿关节炎患者中，其持续时间和关节炎症的程度呈正比，常被作为观察本病活动的指标之一。

（2）痛与压痛：关节痛往往是最早的症状，最常出现的部位为腕关节、掌指关节、近端指间关节，其次是足趾、膝、踝、肘、肩等关节，多呈对称性、持续性，但时轻时重，疼痛的关节往往伴随压痛，受累关节的皮肤出现褐色色素沉着。

（3）关节肿：多因关节腔内积液或关节周围软组织炎症引起，病程较长者可因滑膜慢性炎症后的肥厚而引起肿胀。凡受累的关节均可肿胀，常见的部位为腕关节、掌指关节、近端指间关节、膝关节等，亦呈对称性。

（4）关节畸形：见于较晚期患者，关节周围萎缩。痉挛使畸形更为加重。最为常见的晚期关节畸形是腕关节和肘关节强直、掌指关节的半脱位、手指向尺侧偏斜和呈"天鹅颈样"及"纽扣花样"表现。重症患者关节呈纤维性或骨性强直失去关节功能，致使生活不能自理。

（5）特殊关节：颈椎的可动小关节及周围腱鞘受累出现颈痛、活动受限等；肩、髋关节肿胀难以发现，多表现为局部痛和活动受限；颞颌关节受累早期表现为讲话或咀嚼时疼痛加重，严重者有张口受限。

（6）关节功能障碍：关节肿痛和结构破坏引起关节的活动障碍。美国风湿病学会（American College of Rheumatology，ACR）将该病影响生活的程度分为四级：Ⅰ级，能照常进行日常生活和各项工作；Ⅱ级，可进行一般的日常生活和某种职业工作，但参与其他项目活动受限；Ⅲ级，可进行一般的日常生活，但参与某种职业工作或其他项目活动受限；Ⅳ级，日常生活的自理和参与工作的能力均受限。

2. 关节外表现

（1）全身表现：类风湿关节炎多以缓慢而隐匿的方式起病，在出现明显关节症状前可有数周的低热，少数患者也可表现为高热、乏力、全身不适、体重下降等症状，以后逐渐出现典型关节症状。而伴随着疾病进程的变化，发热、乏力、食欲减退、体重下降等症状会时有波动。

（2）皮下结节：是本病较特异的皮肤表现，可见于 20%～30% 的患者，多位于关节隆突部及受压部位的皮下，如前臂伸面、肘鹰嘴突附近、跟腱等处，大小不一、质硬、无压痛、对称性分布。并且其与类风湿因子相关，提示本病的活动。

（3）类风湿血管炎：少数患者皮肤和唇腺活检可有血管壁免疫物质的沉积，出现皮疹；局部组织的缺血性坏死又会出现溃疡；眼受累多为巩膜炎，严重者因巩膜软化而影响视力。

（4）脏器受累

1）肺：肺部受累很常见，其中男性多于女性，有时可为首发症状。肺间质病变是最常见的肺病变,见于约 30% 的患者,患者逐渐出现气短和肺功能不全,少数出现慢性纤维性肺泡炎者预后较差;肺内出现的单个或多个结节则是类风湿结节在肺内的表现;肺尘埃沉着病(简称"尘肺")患者如合并类风湿关节炎时易出现大量肺结节,称为类风湿性尘肺病;约 10% 的患者亦可见胸膜炎,见一定量的胸腔积液。

2)心脏:心脏受累最常见的是心包炎,多见于类风湿因子阳性、有类风湿结节的患者,多数患者可无相关临床表现,心脏超声检查约 30% 可见少量心包积液。

3)肾:类风湿关节炎血管炎很少累及肾,偶有轻微膜性肾病、肾小球肾炎、肾内小血管炎及肾的淀粉样变等。

4)胃肠道:可有上腹不适、胃痛、恶心、纳差,甚至黑便等,但很少由类风湿关节炎本身引起,多与服用抗风湿药物,尤其是非甾体抗炎药有关。

5)神经系统:类风湿关节炎患者出现神经系统病变的原因主要为神经受压及缺血。正中神经、尺神经、桡神经等由于相应关节的滑膜炎导致神经受压而出现感觉、肌力等的异常;小血管炎的缺血性病变常造成多发性单神经炎。

6)血液系统:类风湿关节炎患者常常合并贫血,其中贫血程度通常与病情活动度相关,尤其是与关节的炎症程度相关,一般是正细胞正色素性贫血。在病情活动时亦常见血小板增多,其增高的程度和滑膜炎活动的关节数呈正相关,并受关节外表现的影响。Felty 综合征是指类风湿关节炎患者伴有脾大、中性粒细胞减少,有的甚至有贫血和血小板减少。出现该综合征并非都处于关节炎活动期,其中很多患者合并有下肢溃疡、色素沉着、皮下结节、关节畸形,以及发热、乏力、食欲减退和体重下降等全身表现。

3. 干燥综合征

30%~40% 的类风湿关节炎患者在疾病的各个时期均可出现此综合征,并且随着病程的延长,患病率逐渐增多。

(五)实验室和其他辅助检查

1. 血象

类风湿关节炎患者有轻至中度贫血。活动期患者血小板可增高。白细胞分类多正常。

2. 炎性标志物

血沉和 C 反应蛋白常升高,并且与疾病的活动度相关。

3. 自身抗体

检测自身抗体有利于类风湿关节炎与其他炎性关节炎如银屑病关节炎、反应性关节炎和退行性关节炎相鉴别。

(1)类风湿因子:可分为 IgM、IgG、IgA 型,其中临床工作中常检测 IgM 型,其见于约 70% 的患者血清,其滴度一般与本病的活动性和严重性成比例,但类风湿因子并非类风湿关节炎的特异性抗体,甚至5%的正常人也可以出现低滴度的类风湿因子,因此类风湿因子阳性者必须结合临床表现来诊断本病。

（2）抗角蛋白抗体谱：有抗核周因子（APF）抗体、抗角蛋白（AKA）抗体、抗聚角蛋白微丝蛋白抗体（AFA）和抗环瓜氨酸肽（CCP）抗体,其中抗CCP抗体在此抗体谱中对类风湿关节炎的诊断敏感性和特异性高,已在临床中普遍使用。

4. 免疫复合物和补体

70%患者血清中出现各种类型的免疫复合物,尤其是活动期和类风湿因子阳性的患者。在急性期和活动期,患者血清补体均有升高,只有少数有血管炎者出现低补体血症。

5. 关节滑液

正常人关节腔内的滑液不超过3.5 mL。在关节有炎症时滑液增多,滑液中的白细胞明显增多,达$(2\sim75)\times10^9/L$,且中性粒细胞占优势,其黏性差,含葡萄糖量低。

6. 关节影像学检查

（1）X线片：对类风湿关节炎诊断、关节病变分期、病变演变的监测均很重要。初诊至少应摄手指及腕关节的X线片,早期可见关节周围软组织肿胀影、关节端骨质疏松（Ⅰ期）,进而关节间隙变窄（Ⅱ期）,关节面出现虫蚀样改变（Ⅲ期）;晚期可见关节半脱位和关节破坏后的纤维性和骨性强直（Ⅳ期）。诊断应有骨侵蚀或肯定的局限性或受累关节近旁明显脱钙。

（2）MRI和CT：MRI可以显示关节软组织早期病变,如滑膜水肿、骨破坏病变的前期表现骨髓水肿等;CT可以显示在X线片上尚看不出的骨破坏。

7. 类风湿结节的活检

其典型的病理改变有助于本病的诊断。

（六）诊断依据

目前类风湿关节炎的诊断仍沿用ACR于1987年修订的分类标准：① 关节晨僵持续至少1小时;② 至少同时有3个关节区软组织肿或积液;③ 腕、掌指、近端指间关节区中,至少1个关节区肿胀;④ 对称性关节炎;⑤ 类风湿结节;⑥ 类风湿因子阳性;⑦ X线改变（至少有骨质疏松和关节间隙狭窄）。符合以上7项中的4项者可诊断为类风湿关节炎（其中第①~④项病程至少持续6周）。其敏感性为93%,特异性为90%。

（七）西医治疗

目前临床上尚缺乏根治及预防本病的有效措施。目前治疗目的是减轻或消除患者的症状;控制疾病的发展,防止和减少关节的破坏,保持受累关节的功能;促进已破坏的关节骨的修复并改善其功能,从而最大限度地提高患者的生活质量。

治疗措施包括一般性治疗、药物治疗、外科手术治疗,其中以药物治疗最重要。

1. 一般性治疗

一般性治疗包括休息、关节制动(急性期)、关节功能锻炼(恢复期)、物理疗法等。卧床休息只适宜于急性期、发热及内脏受累的患者。

2. 药物治疗

(1)非甾体抗炎药(NSAID):具有镇痛消肿作用,是改善关节炎症状的常用药,但不能控制病情,必须与改变病情抗风湿药同用。常用药包括塞来昔布、美洛昔康、双氯芬酸、吲哚美辛、萘普生等。无论选择何种 NSAID,都会出现胃肠道不良反应,使用中必须加以注意,剂量应个体化;应避免两种或两种以上 NSAID 同时使用,因其疗效不叠加,而不良反应增多;老年人宜选用半衰期短的 NSAID 药物,对有溃疡病史的老年人,宜选用选择性环氧化酶-2(COX-2)抑制剂以减少胃肠道的不良反应。

(2)改变病情抗风湿药:较 NSAID 发挥作用慢,临床症状的明显改善需要 $1 \sim 6$ 个月,有改善和延缓病情进展的作用。一般认为类风湿关节炎诊断明确都应使用改变病情抗风湿药,药物的选择和应用的方案要根据患者病情活动性、严重性和进展而定。从临床研究疗效和费用等方面综合考虑,一般首选氨甲蝶呤(MTX),其他常用药物还包括柳氮磺吡啶、来氟米特、羟氯喹、氯喹、生物制剂等。在使用时应根据各个药物的作用机制及不良反应来调整以合理应用。

(3)糖皮质激素:利用其强大的抗炎作用,在关节炎急性发作时可给予短效激素,其剂量依病情严重程度而调整,一般应不超过泼尼松每日 10 mg,可使关节炎症状得到迅速明显的缓解,改善关节功能。有系统症状如伴有心、肺、眼和神经系统等器官受累的重症患者,可予泼尼松每日 $30 \sim 40$ mg,症状控制后递减,以每日 10 mg 或低于 10 mg 维持。由于其不能根治类风湿关节炎,停药后症状会复发。另外,长期使用糖皮质激素造成的依赖性导致停药困难,并可出现许多不良反应。

(4)植物药制剂:常用的包括雷公藤多苷、青藤碱、白芍总苷等,其中雷公藤多苷临床较常用,其有抑制淋巴细胞、单核细胞及抗炎作用。

3. 外科手术治疗

近年来,微创关节滑膜清理在早期类风湿关节炎的诊断和治疗上取得满意的临床效果。

二 中医认识

中医认为本病是由于风、寒、湿、热等邪气闭阻经络,影响气血运行,导致肢体筋骨、关节、肌肉等处发生疼痛、重着、酸楚、麻木,或关节屈伸不利、僵硬、肿大、变形等的一种疾病。轻者病在四肢关节肌肉,重者可内舍于脏腑。

本病属祖国医学"痹证"范畴,对类风湿关节炎的认识最早见于《素问·痹论》:"风、寒、湿三气杂至,合而为痹。其风气胜者为行痹,寒气胜者为痛痹,湿气胜者为着痹也""所谓饮食居住,为其病本"。因感邪季节、患病部位及临床症状的不同,又有五痹之分。书中还阐述了痹与五脏的关系:"五脏皆有合,病久而不去者,内舍于其合也。"在预后方面也指出:"其入脏者死,其留连筋骨者痛久,其留连皮肤者易已。"

由此可见,对于类风湿关节炎,祖国医学认为其不仅是四肢关节的表现,更会影响到全身多脏腑,其发病不仅有外因,亦有内因。

(一) 病因病机

中医认为痹证的发生与体质因素、气候条件、生活环境及饮食等密切相关,其中正气亏虚卫外不固是痹证发生的内在基础,外邪侵袭是痹证发生的外在条件。

对于内因,《素问·刺法论》曰:"正气存内,邪不可干。"类风湿关节炎的发病主要为先天禀赋不足或老年体虚,肝肾不足,肢体筋脉失养,或病后失调、产后失养,气血不足,腠理疏松,外邪乘虚而入,抑或劳逸过度,将息失宜,精气亏虚,卫外不固,外邪乘袭导致。

外因为久居潮湿之地、严寒露宿、睡卧当风、冒雨作业等,外邪注于肌腠经络,滞留于关节筋骨,导致气血痹阻而发为风寒湿痹。如久居炎热潮湿之地,外感风湿热邪,或素体阳气偏盛,风寒湿邪从阳化热或蕴而化热可发为风湿热痹。另外,恣食肥甘厚味或酒热海腥发物,导致脾运失健,湿热痰浊内生,或跌仆外伤,损及肢体筋脉,气血经络痹阻,亦与痹证发生有关。

因此,风、寒、湿、热、痰、瘀等邪气滞留肢体筋脉、关节、肌肉,经络闭阻,不通则痛,是痹证的基本病机。病初以邪实为主,邪在筋脉,累及筋骨、肌肉、关节。邪痹经脉,络道阻滞,影响气血津液运行输布,血滞为瘀,津停为痰,痰瘀又导致经络闭阻更甚,日久耗伤气血,损及肝肾,表现为正虚为主。另外,邪气由经络内舍脏腑,亦可出现相应的脏腑病变。因此,痹证日久,易出现以下三种病理变化:一是风寒湿痹或热痹日久不愈,气血运行不畅日甚,瘀血痰浊阻痹经络,而出现皮肤瘀斑、关节周围结节、关节肿大畸形、屈伸不利等症;二是病久正气耗伤,呈现不同程度的气血亏损或肝肾不足证候;三是日久不愈,病邪内舍脏腑,出现脏腑痹的证候。

(二) 中医药治疗

痹证以风、寒、湿、热、痰、瘀痹阻经络气血为基本病机,其治疗以祛邪通络为基本原则,根据邪气偏盛及正邪虚实对证治之。证治分类如下。

(1) 风寒湿痹

1) 行痹:肢体关节、肌肉疼痛酸楚,屈伸不利,可涉及肢体多个关节,疼痛呈游走性,起初可见有恶风、发热等表证。舌苔薄白,脉浮或浮缓。

治法：祛风通络,散寒除湿。

代表方：防风汤加减。

2）痛痹：肢体关节疼痛,痛势较剧,部位固定,遇寒则痛甚,得热则痛缓,关节屈伸不利,局部皮肤或有寒冷感。舌质淡,舌苔薄白,脉弦紧。

治法：散寒通络,祛风除湿。

代表方：乌头汤加减。

3）着痹：肢体关节和肌肉酸楚、重着、疼痛,肿胀散漫,关节活动不利,肌肤麻木不仁。舌质淡,舌苔白腻,脉濡缓。

治法：除湿通络,祛风散寒。

代表方：薏苡仁汤加减。

（2）风湿热痹：游走性关节疼痛,可涉及一个或多个关节,活动不便,局部灼热红肿,痛不可触,得冷则舒,可有皮下结节或红斑,常伴有发热、恶风、汗出、口渴、烦躁不安等全身症状。舌质红,舌苔黄或黄腻,脉滑数或浮数。

治法：清热通络,祛风除湿。

代表方：白虎加桂枝汤合宣痹汤加减。

（3）痰瘀痹阻证：痹证日久,肌肉关节刺痛,固定不移,或关节肌肤紫暗、肿胀、按之较硬,肢体顽麻或重着,或关节僵硬变形,屈伸不利,有硬结、瘀斑,面色暗黧,眼睑浮肿,或胸闷痰多。舌质紫暗或有瘀斑,舌苔白腻,脉弦涩。

治法：化瘀行瘀,蠲痹通络。

代表方：双合汤加减。

（4）肝肾亏虚证：痹证日久不愈,关节屈伸不利,肌肉瘦削,腰膝酸软,或畏寒肢冷,阳痿,遗精,或骨蒸劳热,心烦口干。舌质淡红,舌苔薄白或少津,脉沉细弱或细数。

治法：培补肝肾,舒筋止痛。

代表方：独活寄生汤加减。

（三）预防及注意事项

本病发生多与气候和生活环境有关,平素应注意防风、防寒、防潮。尤其应注意：① 居住寒冷地区或气候骤变之际应注意保暖；② 劳动作业汗出较多时,切忌当风贪凉；③ 贴身衣物和被褥应及时更换,勤洗勤晒,避免潮湿；④ 应注意生活调摄,加强体育锻炼,增强体质,提高御邪能力。

另外,对于已经发生痹证的患者,也应注意：① 积极治疗,防止病邪传变,必要时应注意卧床休息；② 行走不便时应防止跌仆,以防发生骨折；③ 长期卧床者,既要注意保持肢体的功能位而利于关节功能恢复,又要经常变换体位,防止发生压疮；④ 久病情绪低落及心理障碍者,应注意积极开导,保持乐观心态。

三　魏师观点

（一）学术观点

现代医学认为类风湿关节炎属于自身免疫性疾病。其属于中医学"痹证"范畴，《诸病源候论·风病诸候·风痹候》曰："风寒湿三气杂至，合而成痹。"痹者，闭也，邪阻经脉，气血闭塞，气血不通，不通则痛。故治疗常常祛风散寒胜湿三法并施，兼通气血。然而临床实践中，按照常规思路往往收效欠佳，尤其对于病程较久，病情较重者，疗效甚微。对此，魏江磊教授在多年临床中，勤求古训，博采众方，大胆实践，对于痹证治疗经验丰富，思想鲜明，具体体现如下。

1. 坚持扶正为主

《黄帝内经》曰："正气存内，邪不可干，邪之所凑，其气必虚。"痹证患者往往素体正气不足，加之风、寒、湿等邪气过重，致使邪气留恋于筋骨肌肉之间，痹阻经络，脉道涩滞，气血不通。痹之未成，本已不足；痹之初成，风寒湿邪气突出，体现为标实；痹之日久，经脉不畅，脏腑失荣，则肝肾俱虚，表现为本虚。故痹证治疗当谨记正气不足，须行扶正祛邪，标本兼顾之法。针对本虚，病程较短者，往往表现为腠理疏松，卫表不固，故治疗常加用黄芪、白术、防风以固护肌表为主，病程较长，关节畸形者则多肝肾亏虚，则非附子、肉桂、地黄、鹿茸、杜仲、淫羊藿无以扶正。针对标实，根据风寒湿偏盛，则治法有所偏重，其痛游走，尤风善行，谓之行痹，治当祛风为先，则多选用羌活、独活，其痛剧烈，乃寒之所为，谓之痛痹，重在散寒，则以川乌、草乌、细辛为主，其痛固定，尤湿黏腻，谓之着痹，胜湿为上，则加防己、苍术、薏苡仁等。故魏江磊教授多次强调中医治病，必固护和强化患者的正气，激发人体自身的自愈力，才能事半功倍。

2. 力主活血通络

魏江磊教授在多年治疗类风湿关节炎、偏头痛、慢性肾炎、中风等疑难杂症的过程中，深深明了血脉不通在疾病发生、发展及各种并发症中扮演的重要角色。尤其对于类风湿关节炎，反复强调传统医学对其病机的认识非常确切，即风、寒、湿、热等邪气滞留肢体筋脉、关节、肌肉导致经络闭阻，不通则痛。在痹证将成而未成之时，依靠适当药物及自身的康复能力往往能祛除风寒湿热等致病之邪，血脉通畅，而病情得以缓解；如致病之邪长期存在或治疗不当，迁延日久，络道阻滞，血滞为瘀，津停为痰，则痹证一旦形成，即意味着气血经脉失畅，此时再单纯依靠祛风散寒或清热之药则往往难以奏效，而血脉不畅通，外邪亦难以祛除，故治疗上应以活血通络为主，力求血脉通畅；而痹证日久，经络闭阻明显，其病势发展总归痰瘀在作祟，正如《类证治裁·痹症论治》谓痹久"必有湿痰败血瘀滞经络"。叶桂认为"病初在经在气，日久入络入血"，而痹证日久，痰瘀之邪较盛，加之正气不足,病邪由经络而累及脏腑,亦会内舍于脏;如病情继续发展,日久耗伤正气,生机衰退,影响到气血生化,则常常呈现不同程度的气血亏损或肝肾不足证候,气血相生相用,而见气虚必致瘀,血瘀则阻塞气机,气机不畅则痰瘀又生的恶性循环,故表现为气血亏虚为本,而痰瘀胶结为标之象。

由以上魏江磊教授对类风湿关节炎的病程分析可见,除痹证初起,络脉瘀滞不显之外,痹证的演变离不开瘀血为患,因此认为"痹者闭也"即气血不通之意,病机中"脉络瘀滞"是极为关键的环节,故在治疗上力主活血通络,认为活血通络法应为痹证主要治法。

在多年活血通络治法实践中,魏江磊教授追根溯源,钻研古训,精益求精,对活血之道有深刻领悟,认为完整、科学、有效的"活血"应涵盖理气、化瘀、通络三要素。具体阐述如下:理气者,盖气血相生相用,血赖气之推动、固摄、生化,正如《本草纲目》曰:"气者血之帅也。气升则升,气降则降;气热则行,气寒则凝。"《血证论》曰:"人身之生,总之以气统血。"《黄帝内经》曰:"中焦受气取汁,变化而赤是谓血。"因此,活血当先理气,气机通畅才能为活血通络法提供先机。魏江磊教授认为理气不是指单纯意义上使用理气行气之药,而一切消除影响气机通畅的原发及继发因素都可以归为理气,如寒凝气滞而温煦推动,热灼气散而清热收敛,痰瘀涩气而破血逐痰等治法都应该属于理气范畴。魏江磊教授一再强调此点主要是让研究人员牢记气血之道,熟谙理气之法。因此,魏江磊教授的处方用药中虽然无明显体现行气的方药,但理气的理念却深深蕴含之中。

化瘀则为三要素重中之重部分。瘀血形成的机制,大致可分为三类:一是血液在脉道中运行迟缓、阻滞、凝聚而为瘀血。常见因素有气虚、气滞、血寒、血热、血虚及脉道伤损不利等。气为血帅,推动血行,气虚或气滞则不能推动血液运行;寒邪客于血脉则凝滞收引,血行受阻;热邪入于血分,煎熬津液则血液黏稠,血行不利;血虚则脉道涸涩,经脉不能滑利通畅,"譬如江河之水,浩浩荡荡,岂能阻塞,惟沟浍溪谷水浅泥淤,遂至壅遏"(《医论十三篇》);脉道受损不利,"脉不通则血不流"(《备急千金要方》)。上述因素均可通过影响血液运行最终发展而成瘀血。二是离经之血积存体内而为瘀血。如各种内外伤、撞击挤压伤,造成内出血;气虚失摄或血热妄行,以致血逸脉外等,血离脉管,停积于体内,一时难以消散,而直接成为瘀血。三是污秽之血为瘀血。早在《黄帝内经》中已有"恶血""衃血"之名。《景岳全书·杂证谟·血证》曰:"败血凝聚色黑者曰衃。"王肯堂《证治准绳》明确提出了"污秽之血为瘀血"的观点。因此,针对瘀血成因,魏江磊教授认为活血化瘀起效取决于两方面因素:一为调畅气机。正如前所述,气机失调必然影响到血液运行,而血脉瘀滞也反过来导致气滞,因此通过通气行气理气、调整寒热等措施调畅气机是化瘀的重要条件。二为破血散血。瘀血不论为离经之血或污秽之物所致,痹证一旦形成,尤其是病程进展期瘀血之征非常明显,只有通过破血散血才能减少病理产物,改善并控制临床症状。对此魏江磊教授尤其推崇虫类药物,认为其乃血肉有形之品,最擅破血,并通过多年研究深谙各个药物的特性,使用起来得心应手。

44

通络即是保证血液运行的通道畅通无阻。血行脉中,受气推动和固摄,寒热虚实痰瘀等会导致脉络不畅,瘀血内阻,除解除机械性压迫外,理气和化瘀的实施也是通络的重要手段。对于类风湿关节炎,魏江磊教授极力推崇虫类药物,认为其乃血肉之品,功擅通络,运用得当,能有效改善络脉瘀阻而止痛。

三要素从理论上阐述了血流不畅原因,血流和通络的状态及应对策略。理气主要改善血液运行动力,化瘀主要改善血液本体,通络主要解决血液通道障碍。故针对痹证的血脉瘀滞,魏江磊教授常常在扶助正气基础上,加用虫类活血通络药,如全蝎、蜈蚣、蕲蛇等,病情严重者可用粉剂加强疗效;另多加用徐长卿、延胡索等行气止痛。

3. 擅用马钱子

马钱子苦、寒,有剧毒,具有散结消肿、通络止痛之功效。张锡纯在《医学衷中参西录》中对其倍加推崇,称其"开通经络,透达关节,远胜于他药也"。现代药学研究发现其具有很好的抗炎、抗免疫及镇痛作用。然而由于其毒性较大,大部分医生仍见之色变,而魏江磊教授却对其追捧至极,用于治疗诸多疑难杂症,如运动神经元病、克罗恩病、重症肌无力等免疫性疾病,收效甚佳。对于痹证,魏江磊教授认为其是止痹痛最优之品,对于病程较久,疼痛明显,一般药物效果欠佳者,必加之才能有效通达血脉,散结止痛,但因性毒,魏江磊教授多年临床发现每日用量不大于 0.5 g 时较为安全,可胶囊包裹吞服,亦可合诸药煎服。临床需谨慎使用,如服药过程中发现肌肉有轻微颤动应高度重视,立即减量或停药观察。临床药物加减经验如下。

（1）行痹者选用僵蚕、全虫、蝉蜕为佳。

（2）着痹者选用蜈蚣、地龙为佳。

（3）痛痹者常有气滞血瘀,选用白花蛇、全蝎、蜈蚣为佳。

（4）热痹者加用青风藤、海风藤、络石藤效佳。

以上治疗未奏效时,加用炙马钱子 1 g 或生马钱子不超过 0.5 g,煎服或胶囊包裹吞服,每日 1 次,效甚佳。偏上肢者通络药合用姜黄、羌活;偏下肢者通络药合用宣木瓜、独活;疼痛明显者,对症加用徐长卿、青木香、细辛、桂枝。

（二）病案

【初诊】吴某,男,59 岁,已婚,货车司机。2015 年 1 月 9 日。

病史:患者从事货车司机一职 10 余年,经常露宿风餐,时有肢体关节疼痛。此次来诊 2 个月前受凉后出现左肩关节疼痛,晨起时抬肩困难,自述在当地诊所按摩后好转。1 个月后再次出现双肩关节疼痛,就诊于当地医院,未明确诊断,给予口服双氯芬酸(每日 200 mg)后,症状减轻。后因注意不当,双肩关节疼痛加重,并累及双手近指、掌指关节及双腕、双膝、双踝等四肢大小关节,症见关节肿胀、疼痛,局部灼热,活动不利,晨僵现象明显,再次就诊,诊为类风湿关节炎,给予泼尼松片,每次 10 mg,日服 3 次,以及壮骨关节丸等中药 20 余天,症状改善不明显。平素身体健康,否认其他病史,家族中无类似疾病患者。

查体:脊柱生理弯曲存在,双手第 2、3、4 近指、掌指关节Ⅱ°肿胀,屈伸活动受限,不能握拳;双腕关节Ⅰ°肿胀,皮温略高,背伸 30°,掌屈 40°;双肘关节Ⅰ°肿胀,皮温略高,活动正常;双肩关节前屈上举 90°,侧举 60°,内收 20°;双膝关节Ⅱ°肿胀,皮温高,浮髌试验(+),伸 0°,屈 100°。舌体胖质红,苔黄腻,脉滑。

辅助检查:实验室检查示血沉 43 mm/h,类风湿因子 1:80,ASO≤200 U/mL,C 反应蛋白>20 mg/L;IgG 10.2 g/L,IgA 0.93 g/L,IgM 2.37 g/L,抗可提取核抗原(ENA)抗体谱阴性;血 WBC $6.8×10^9$/L,RBC $6.4×10^{12}$/L,Hb 118 g/L,PLT $327×10^9$/L。X 线片示双手软组织肿胀,部分掌指、近指关节间隙狭窄,部分关节缘骨质增生;双腕软组织肿胀,关节间隙变窄,部分骨质小囊样变;双膝关节软组织明显肿胀,间隙狭窄,以左侧明显,关节缘骨质增生。

中医诊断:痹证(湿热阻络证)。

西医诊断:类风湿关节炎,骨关节病。

分析:患者西医诊断明确,为类风湿关节炎急性活动期。病起急骤,症见关节肿热疼痛,僵硬重着,活动不利,结合舌脉,当属中医痹证之湿热阻络证,当前邪气炽盛,正气旺盛,正邪交争,兼有血脉瘀滞,因其暂无明显气血、肝肾亏虚等正气不足之表现,治当清热利湿、通络止痛。

处方:青风藤 15 g,海风藤 30 g,石膏 30 g,知母 9 g,延胡索 12 g,徐长卿 15 g(后下),丹参 15 g,全蝎粉 2 g,蜈蚣粉 2 g,生薏苡仁 30 g,红花 10 g,川芎 12 g,甘草 4 g,7 剂。上方加水煎 3 次,第 1、2 煎口服,第 3 煎每晚睡前浴足。嘱注意防潮,避风寒湿邪。

【二诊】双肩关节自觉轻松许多,疼痛较前稍好转,关节灼热现象明显减轻,纳尚可,便通。舌质红,苔薄黄腻,脉滑。考虑湿热渐消,瘀热得散,气血得通,故疼痛渐缓。但患者热象仍有,方药同前,再服 7 剂。

【三诊】双肩关节明显好转,偶有受寒或居住环境湿冷觉肩背部紧缩感,四肢关节疼痛仍有并轻度肿胀,僵硬感仍较明显,舌淡红,苔薄白,脉弦紧。考虑湿热虽兼,但寒邪尚存,寒性收引,脉络瘀滞未通,气血不畅,痹阻经络,故而作痛及僵硬。宗上方去石膏、知母,加川桂枝 6 g,羌活 15 g 以祛风散寒,温经通络,7 剂。另加生马钱子 0.3 g,胶囊包裹吞服,每日 1 粒,加强散结止痛之效。再服 14 剂。

【四诊】患者肩背部已无明显不适,四肢关节除关节变形处活动受限外,关节已能较轻松活动,自觉天气阴冷之时关节酸楚不能自如,并觉隐隐作痛,尤以双膝关节较明显,舌淡红,苔薄白,脉弦。考虑其毕竟近六旬之人,肝肾必有亏虚,只是前期邪气亢盛,正气亏虚不明显,加之目前仍余有寒湿之邪,故时有不适。故宗上方加桑寄生 30 g、秦艽 15 g、当归 15 g、牛膝 15 g 以补益肝肾,扶助正气。马钱子用法及用量同前,再服 14 剂。

【五诊】其间患者于当地自配中药继续服用半月余,此次就诊自初诊已有 2 个月,其各关节肿痛尽已消失,活动自如,复查各项生化指标无明显异常,嘱继续服用天丹通络胶囊巩固治疗,并注意生活调摄。后随访 1 年,病情未复发,可从事简单家务劳动。

第三节　偏 头 痛

偏头痛是一种反复发作的头痛疾病,呈一侧或双侧疼痛,常伴恶心和呕吐,少数典型病例发作前有视觉、感觉或运动障碍等先兆。流行病学研究发现偏头痛患者常常有家族史,并且与多种因素相关,包括各种理化因素、精神因素及体内激素水平变化等。其属于祖国医学"头痛""首风""脑风"等范畴。

一　西医认识

(一)现代医学理论基础

现代医学研究发现遗传、饮食、内分泌及精神因素等均与偏头痛的发病有一定关系。对其家族资料的研究发现其具有明显的家族聚集性,临床中 50%～80% 的患者有阳性家族史,其中偏瘫性偏头痛和基底动脉型偏头痛的患者遗传因素最明显。另外偏头痛的发作常有诱因,高达 85% 的患者诉及诱因,常见诱因包括天气变化、压力、情绪、睡眠障碍、过劳、声光刺激和饮食等。本病女性多见,常始于青春期,有些与月经周期密切相关,发作多在经前期或经期。

当前对于发病机制,现代医学仍未有一个统一的理论,目前存在以下几个公认的学说。

1. 血管源学说

该学说提出依据为发现酒石酸麦角碱可降低偏头痛发作时颞动脉扩张幅度,同时减轻头痛程度,从而认为偏头痛是原发性脑血管功能疾病,先兆期的神经系统症状是由颅内血管收缩(导致短暂性脑缺血)引起,头痛期是由颅外血管扩张,牵引了血管壁神经末梢上的伤害感受器而引起。该学说曾在 20 世纪 80 年代占主导地位,然而随着最新影像学研究证实,偏头痛发生时并非一定存在血管扩张,即血管扩张只是偏头痛发生中的伴随现

47

象,并非偏头痛发生的必要条件,故对其学说亦须重新审视。

2. 皮质扩散性抑制学说

该学说认为皮质扩散性抑制(CSD)导致脑血流量发生改变,表现为先是血管充血而后血流量减少。随着 CSD 的向前移动,血流量降低区域不断向前方扩大,而其范围的感觉区便出现感觉异常,通常其扩张不超越中央沟或在其前消失。如果 CSD 向脑底面延伸,则在感受痛觉的三叉神经分支的支配区引起神经功能障碍,导致头痛。目前众多学者认为 CSD 可能启动了偏头痛的发作,可能是偏头痛发作中先兆发生的基础。

3. 三叉神经血管学说

该学说将神经、血管、神经递质三者相结合,统一于三叉神经血管系统中,较好地解释了偏头痛的一些临床表现及动物实验结果,为偏头痛的作用机制提供了合理的解释,为目前的主流学说。该学说认为偏头痛是由三叉神经系统和中枢神经系统内源性痛觉调节系统功能缺陷,加之过多的内外刺激引起。

综上所述,可见偏头痛的发作是由于遗传易感性所致的内源性痛觉调节系统抑制功能存在缺陷,加之各种环境伤害刺激导致中枢脑电活动异常。

(二)临床表现

偏头痛是一种反复发作的、常为搏动性的头痛,多呈单侧分布,常伴恶心和呕吐。少数典型者发作前有视觉、感觉和运动等先兆,可有家族史。临床常见以下主要类型。

1. 无先兆偏头痛

无先兆偏头痛是最常见的偏头痛类型,约占 80%,又称普通型偏头痛、单纯性半侧颅痛。患者常有家族史,头痛的性质与先兆偏头痛相似,但多无明确的先兆,持续时间较先兆偏头痛为长,可以持续数天,程度较先兆偏头痛轻。无先兆偏头痛主要表现为一侧搏动性头痛,伴恶心、呕吐、出汗、畏光等症状,女性患者多见。头痛的诱发因素包括强烈的情绪刺激,进食某些食物如乳酪、巧克力,饮酒,月经期及应用血管活性药物等。症状持续72 小时以上不缓解的重度头痛,称偏头痛持续状态。

2. 先兆偏头痛

先兆偏头痛所占比例较小,约 10%,以前称为典型偏头痛。多有家族史,其最大特点是头痛前有先兆症状,视觉先兆最为常见,多为暗点、闪光和黑矇。部分有短暂的单眼盲或双眼的一侧视野偏盲。其他可有嗜睡、烦躁和偏侧肢体感觉或运动障碍。先兆症状持续 10~20 分钟,在头痛即将出现之前发展到高峰,消失后即出现搏动性疼痛(多为单侧性,也可为双侧或交替性)。头痛部位可是眶上、眶后或额颞部,偶尔出现在顶部或枕部。性质可为钝痛,常有搏动感,程度逐渐增强,达到最高峰后持续数小时或 1~2 天。头痛时常伴有面色苍白、恶心、畏光、出汗,重度伴有呕吐。发作次数不定,间歇期多无症状。

3. 家族性偏瘫性偏头痛与散发性偏瘫性偏头痛

两者均少见，临床表现相同，但前者有家族史，为常染色体显性遗传。偏瘫性偏头痛多起病于儿童期或青少年期，常在成年后偏瘫发作停止，代之以其他类型的偏头痛。其临床特点为头痛发作的同时或之后，出现同侧或对侧肢体不同程度的瘫痪，尤以上肢明显，并可在头痛消退以后持续一段时间。偏瘫对侧的大脑半球脑电图检查可发现慢波。

4. 基底动脉型偏头痛

基底动脉型偏头痛较少见，多见于有偏头痛家族史的女性，起病年龄多在 35 岁以下，与月经期有显著联系。有明确的起源于脑干或双侧枕叶的先兆症状，但没有肢体无力。先兆症状可有构音障碍、眩晕、耳鸣、听力下降、复视、视觉先兆、共济失调、意识障碍、双侧肢体感觉异常等。先兆偏头痛的视觉先兆症状往往在双眼的同侧视野；而基底动脉型偏头痛的视觉先兆症状则大多在双侧的颞侧或鼻侧。先兆症状通常持续 10~30 分钟，其后出现头痛，多为枕部搏动性样疼痛。在这发作之前或间歇期，患者可呈现无先兆偏头痛的表现。

5. 儿童周期性综合征

儿童周期性综合征有周期性呕吐、腹型偏头痛、良性阵发性眩晕 3 个亚型。周期性呕吐表现为反复发作性呕吐和剧烈恶心，发作形式常固定，伴有面色苍白和嗜睡，每次持续短则数小时，长则数天，间歇期完全缓解。腹型偏头痛表现为反复性腹部中线附近的中至重度疼痛，伴有厌食、恶心、呕吐和面色苍白（少数为潮红），每次持续 1~72 小时，间歇期完全缓解。多数儿童成年后会出现偏头痛。儿童良性阵发性眩晕表现为无诱因的反复短暂发作性眩晕，常伴有眼球震颤或呕吐，有时会出现单侧的搏动样头痛，脑电图正常。

6. 慢性偏头痛

慢性偏头痛是偏头痛的常见并发症，大多源自无先兆偏头痛，只有 2%~3% 的普通偏头痛患者会发展为慢性偏头痛。

（三）诊断

偏头痛的诊断主要依据家族史、典型的临床特征及通过辅助检查如头颅 CT、MRI、MRA 等排除了其他疾病，并要重视继发性头痛的各种警兆。

（四）治疗与预防

目前西药暂无特异性药物，其治疗目的是终止头痛发作、缓解伴发症状和预防复发。首先要针对危险因素进行预防，避免各种理化因素刺激。药物分为预防性用药和治疗性用药。药物选择一方面应考虑到头痛发作频率和严重程度、患者的年龄及用药史（包括疗效、副反应和禁忌证）等。另一方面应评估偏头痛的致残程度。一般当患者在最近 3 个月中丧失工作、家务、学习和娱乐等能力超过 50%，或大于 10 天时，患者的偏头痛程度即为中至重度，应给予偏头痛特异性镇痛药治疗；如果程度为轻度时，则选择给予阶梯治疗，即先给予非特异性镇痛药,无效后再给予特异性镇痛药。

二　中医认识

中医学探讨的头痛是临床中常见的自觉症状,可单独出现,亦可出现于多种疾病的过程中。偏头痛属于中医学"头痛"范畴,运用中医药治疗偏头痛应基于对其理论认识及辨证论治的基础上,可参考《中医内科学》对其的论述。

头痛一证首载于《黄帝内经》,最早称为"首风""脑风",并指出外感与内伤是导致头痛发生的主要病因。张机在《伤寒论》中又提出分经论治。后世李杲、朱震亨、王肯堂对头痛论述不断补充完善,更具体深化。但少有提及瘀血,清代王清任大倡瘀血之说,《医林改错》论述血府逐瘀汤时说:"查患者头痛者无表证,无里证,无气虚、痰饮等证,忽犯忽好,百方不效,用此方一剂而愈。"

(一)病因病机

中医将头痛分为外感和内伤两大类。外感头痛多为外邪上扰清空,壅滞经络,络脉不通。头为诸阳之会,手足三阳经皆上循头面,所谓"伤于风者,上先受之""高巅之上,唯风可到",外感头痛以风邪为主,且多兼夹他邪,如寒、湿、热等。若风邪夹寒邪,凝滞血脉,络道不通,不通则痛。若风邪夹热,风热炎上,清空被扰,而发头痛。若风夹湿邪,阻遏阳气,蒙蔽清窍,可致头痛。

脑为髓海,依赖于肝肾精血和脾胃精微物质的充养,故内伤头痛之病机多与肝、脾、肾三脏的功能失调有关。肝主疏泄,性喜条达。头痛因于肝者,或因肝失疏泄,气郁化火,阳亢火升,上扰头窍而致,或因肝肾阴虚,肝阳偏亢而致。肾主骨生髓,脑为髓海。头痛因于肾者,多因房劳过度,或禀赋不足,使肾精久亏,无以生髓,髓海空虚,发为头痛。脾为后天之本,气血生化之源,头窍有赖于精微物质的滋养。头痛因于脾者,或因脾虚化源不足,气血亏虚,清阳不升,头窍失养而致头痛,或因脾失健运,痰浊内生,阻塞气机,浊阴不降,清窍被蒙而致头痛。若因头部外伤,或久病入络,气血凝滞,脉络不通,亦可发为瘀血头痛。

(二)治疗原则

外感头痛属实证,以风邪为主,故治疗主以疏风,兼以散寒、清热、祛湿。内伤头痛多属虚证或虚实夹杂证,虚者以滋阴养血,益肾填精为主;实证当平肝、化痰、行瘀;虚实夹杂者,酌情兼顾并治。

（三）治疗

1. 外感头痛

（1）风寒头痛

症状：头痛连及项背,常有拘急收紧感,或伴恶风畏寒,遇风尤剧,口不渴,苔薄白,脉浮紧。

治法：疏散风寒止痛。

代表方：川芎茶调散加减。

（2）风热头痛

症状：头痛而胀,甚则头胀如裂,发热或恶风,面红目赤,口渴喜饮,大便不畅,或便秘,溲赤,舌尖红,苔薄黄,脉浮数。

治法：疏风清热和络。

代表方：芎芷石膏汤加减。

（3）风湿头痛

症状：头痛如裹,肢体困重,胸闷纳呆,大便或溏,苔白腻,脉濡。

治法：祛风胜湿通窍。

代表方：羌活胜湿汤加减。

2. 内伤头痛

（1）肝阳头痛

症状：头昏胀痛,两侧为重,心烦易怒,夜寐不宁,口苦面红,或兼胁痛,舌红苔黄,脉弦数。

治法：平肝潜阳息风。

代表方：天麻钩藤饮加减。

（2）血虚头痛

症状：头痛隐隐,时时昏晕,心悸失眠,面色少华,神疲乏力,遇劳加重,舌质淡,苔薄白,脉细弱。

治法：养血滋阴,和络止痛。

代表方：加味四物汤加减。

（3）痰浊头痛

症状：头痛昏蒙,胸脘满闷,纳呆呕恶,舌苔白腻,脉滑或弦滑。

治法：健脾燥湿,化痰降逆。

代表方：半夏白术天麻汤加减。

（4）肾虚头痛

症状：头痛目空,眩晕耳鸣,腰膝酸软,神疲乏力,滑精带下,舌红少苔,脉细无力。

治法：养阴补肾,填精生髓。

代表方：大补元煎加减。

（5）瘀血头痛

症状：头痛经久不愈,痛处固定不移,痛如锥刺,或有头部外伤史,舌紫暗,或有瘀斑、瘀点,苔薄白,脉细或细涩。

治法：活血化瘀,通窍止痛。

代表方：通窍活血汤加减。

（四）预防及注意事项

头痛预防至关重要,外感引起者当注意顺应四时变化,寒温适宜,起居定时,参加体育锻炼,增强体质。内伤所致者,宜舒畅情志,避免情绪刺激,嗜食肥甘厚腻、辛辣发物,过劳伤神等。根据多年临床经验发现以下相关因素常常诱发偏头痛发作：① 头部过冷或过热刺激;② 熬夜或睡眠不佳;③ 长时间声、光、电刺激(如手机、电脑);④ 嗜食辛辣发物;⑤ 情绪波动较大。

三　魏师观点

（一）学术思想

中医对头痛的认识有两千年的历史,早在《黄帝内经》中就有"首风""脑风"等描述头痛的记载,张机更是对头痛分经论治。又加后世医家发展完善,中医对于头痛几乎形成了完整的病因病机治疗体系。但临床中真正治疗偏头痛,却存在辨证混乱,效果欠佳的问题,面对形形色色的头痛患者,更是难以抓住核心病机,有的放矢,故收效甚微。魏江磊教授结合文献研究及多年临床经验,认为偏头痛的关键病机在"瘀"。

瘀包括血瘀和瘀血。血瘀指血液的循行迟缓、血流不畅及局部的不通,是一种病理生理状态;而瘀血是指体内血液停积而形成的病理产物,包括体内瘀积的离经之血,以及因血液运行不畅,停滞于经脉或脏腑组织内的血液。两者互为因果,血瘀之甚可以在局部造成瘀血,一旦瘀血形成,阻滞于脉络内外,又可成为加重局部血瘀之因。因此偏头痛的病机"瘀"既包括各种原因所致血瘀引起的头痛,又包括瘀血直接引起的头痛。目前对瘀有以下几种认识。

（1）气血失和,血液瘀滞,运行迟缓。正常状态下,血在脉道之中,赖阳气温煦、推动和阴气凉润、宁静得以在脉道中正常运行,循行于周身,上荣头目,下荣脏腑,外达四肢百骸。气血互根互用,正如《血证论·吐血》："气为血之帅,血随之而运行;血为气之守,气得之而静谧。气结则血凝,气虚则血脱,气迫则血走。"故机体不论受寒邪或热邪,抑或情致不畅,气机郁滞及气虚阳衰,无力鼓动血行,都可致气血失和,血液瘀滞。如《素问·痹痛》:"寒邪客于经络之中则血泣,血泣则不通。"《医林改错·膈下逐瘀汤所治症目·积块》:"血受热则煎熬成块。"《素问·生气通天论》:"大怒则形气绝而血菀于上。"《读医随笔》:"气虚不足以推血,则血必有瘀。"等等,即是此意。

(2)机体内生之毒,类似血液成分的病理改变,致使脉络不畅,循行迟缓。魏江磊教授认为内生之毒有三大主要来源:一是机体在代谢过程中产生的各种代谢废物,其是内生之毒的主要来源,也是机体排毒系统功能紊乱时,存留体内,危害人体健康的主要因素;二是指那些本为人体正常所需的生理物质,但由于代谢障碍超出其生理需要量可转化为致病因素形成毒;三是本为生理物质,但由于改变了它所应存在的部位而成毒。故可见毒的存在是脏腑功能紊乱的产物,但其也严重干扰气血阴阳的正常运行,致使脉络不畅,功能失调,而呈现瘀的状态。

(3)血液停积而形成病理产物,即有形之瘀血。如《素问·调经论》曰:"损络外溢,则经有留血。"《诸病源候论》曰:"堕落损伤,即血行失度,随损伤之处即停积,若留入腹内,亦积聚不散,皆成瘀血。"可见瘀血产生既包括血行失常,血溢脉外所致,又包括气血失和,日久血瘀脉内而致。故针对瘀既要认识到最轻的血脉迟缓,最重的瘀血内阻,又要认识到机体功能紊乱,所致内生之毒会引起脉络不畅。

现代医学认为所谓"血瘀"证就是由于血瘀和血管的流变性质异常产生了"血行失度"或血液循环障碍,并导致全身或局部血行迟缓或功能紊乱而引起的疾病。研究表明,血瘀证与血液流变学及微循环障碍尤其密切。在血液流变学方面,血瘀证患者表现出血液黏度增高,血流量减少,外周血流阻力增加,血行迟缓等。在微循环障碍方面,微循环障碍的主要病理变化有三个方面:① 微血管变化:畸形,痉挛,狭窄,阻塞,内皮细胞异常,黏附性增高,血管壁损害,脆性及通透性增加;② 微血流改变:血流缓慢,瘀滞,血细胞聚集,血栓形成或栓塞;③ 微血管外病变:渗出,出血,甚至可因此导致组织器官的灌流不足,新陈代谢紊乱等。总之,目前所见中医学血瘀证的实质是血黏度增高、血流缓慢等,血液处于"浓、黏、聚、凝"的高凝状态,从而使全身或局部的血液循环和微循环发生障碍,而产生一系列疾病。

而偏头痛为慢性间歇性发作的单侧或双侧头痛,重度的单侧偏头痛常表现为搏动性,伴恶心、畏光或畏声,1/3 的偏头痛患者存在诸如视物模糊、麻木、感觉异常等先兆神经系统症状,先兆期约为头痛发作前 1 小时。对偏头痛临床表现的分析可见,疼痛为其主要表现,疼痛反复发作,且往往疼痛位置固定,遇寒及劳累加重,得温则减,正与瘀血所致疼痛不谋而合。头痛患者也常常表现为面色枯槁晦暗,嘴唇瘀紫,肌肤甲错无光泽,舌质紫暗,舌有瘀点,舌下络脉怒张,脉结代等。目前对偏头痛的先兆症状的认识是血液循环障碍致神经功能异常紊乱,也正符合血瘀致病的范畴。因此,不可否认血瘀在偏头痛中的重要地位。

瘀血作为病机越来越被重视,魏江磊教授认为瘀血不是作为偏头痛气虚、血虚、阴虚、阳虚、痰浊等诸多病机中的一部分,而应是诸多病机中的核心病机。气虚无力推动血行可致瘀,血虚血行迟缓可致瘀,阴虚津液不足可致瘀,阳虚失于温煦可致瘀,痰浊阻于脉道也可致瘀。血瘀形成,气血失和,脉络不畅,才致头痛。由此可见,气血阴阳、寒热痰饮等是引起血瘀的因素,血瘀是引起偏头痛的核心病理因素。需要强调的是,这里的血瘀并非单单指瘀血,而是指"瘀"的状态。偏头痛急性发作时,血瘀致气血逆乱,脉络不畅而引起剧烈头痛,对于病程较短、病情较轻的患者,血瘀状态尚浅,通过休息、自我调节或者服药往往能短期恢复。中医素有"久病入络"之说,偏头痛一旦迁延反复,发作日久,则血瘀日益加重,往往导致头痛发作越来越频繁,疼痛越来越剧烈,甚至引起其他疾患。

结合以上对偏头痛病机的认识,魏江磊教授认为偏头痛的治疗应抓住血瘀的病机,以活血化瘀为主要突破点,兼顾引起血瘀的气血阴阳、六淫之邪等因素。其也正是魏江磊教授对活血三要素核心思想的完美体现。偏头痛的治疗亦不仅仅是简单的活血化瘀,应结合全身的病理状态,以改善血瘀状态为主,更要从根本上解决血瘀的成因,从而达到标本同治的目的。

因此治疗偏头痛协定处方为徐长卿30 g,密蒙花9 g,羚羊角粉1 g(冲服),野菊花9 g,川芎15 g,延胡索15 g,丹参30 g,蕲蛇3 g,全蝎3 g,蜈蚣1条,甘草3 g。

(1)徐长卿:辛,温。《神农本草经》载:"主蛊毒,疫疾,邪恶气,温疟,主注易亡走,啼哭,悲伤,恍惚。"具有止痛、止咳、解毒、利水消肿、活血之功,可治胃痛、牙痛、风湿疼痛、经期腹痛、慢性气管炎、腹水、水肿、痢疾、肠炎、跌打损伤、湿疹、荨麻疹、毒蛇咬伤等。研究表明,徐长卿内含黄酮苷、丹皮酚、挥发油、糖类、氨基酸及少量生物碱、维生素和微量元素等成分。其药理作用:镇静、镇痛;扩张血管,增加冠状动脉血流量,减慢心率,并能软化血管,降低外周阻力而降低血压;净化血液,降低胆固醇,防止动脉硬化和血栓形成;提高机体的代谢能力,增强免疫功能。因其有较好的祛风止痛作用,广泛地用于风湿、寒凝、气滞、血瘀所致的各种痛症。魏江磊教授治疗偏头痛重用徐长卿,不仅利用其镇痛之功以止痛,更利用其活血祛风之效,不仅改善"血瘀"状态,更防止风邪助瘀为患。

(2)密蒙花:甘,微寒,归肝、胆经,清热泻火,养肝明目,退翳。《本草经疏》:"密蒙花为厥阴肝家正药,所主无非肝虚有热所致。盖肝开窍于目,目得血而能视,肝血虚则为青盲肤翳,肝热甚则为赤肿,眵泪赤脉,及小儿豆疮余毒,疳气攻眼。此药甘以补血,寒以除热,肝血足而诸证无不愈矣。"药理研究发现,密蒙花含有刺槐素等多种黄酮类物质。刺槐素有类似于维生素P的功效,能解除平滑肌痉挛,降低皮肤、血管的通透性,从而减轻炎性病变。临床多用于治疗目红肿痛、烂眼多泪、怕光、白内障等眼科疾病。《太平惠民和剂局方》载密蒙花散:"治风气攻注,两眼昏暗,眵泪羞明,睑生风粟,隐涩难开,或痒或痛,渐生翳膜,视物不明,及久患偏头痛,牵引两眼,渐觉细小,昏涩隐痛,并暴赤肿痛,并皆疗之。"故对其药性药理深入研究,魏江磊教授突破性地认为密蒙花清热泻火、养肝明目,虚实皆可用,不仅能治肝火上炎所致头痛,亦能治疗血虚头痛。

（3）羚羊角:咸,寒,归肝、心经,平肝息风,清肝明目,清热解毒。《药性论》记载:"能治一切热毒风攻注,中恶毒风卒死,昏乱不识人;散产后血冲心烦闷,烧末酒服之;主小儿惊痫,治山瘴,能散恶血。"现代药理研究发现羚羊角外皮浸出液对中枢神经系统有抑制、镇痛作用,并能增强动物耐缺氧能力。治疗偏头痛主要取其息内风、解热毒之效。

（4）野菊花:苦、辛,微寒,归肝、心经,清热解毒,常用于治疗痈疽疔疖、咽喉肿痛、头痛眩晕等。《本草汇言》:"破血疏肝,解疗散毒。主妇人腹内宿血,解天行火毒丹疗。洗疮疥,又能祛风杀虫。"现代药理研究表明其有显著的抗炎作用。其与羚羊角合用,加强清热解毒之功。

（5）川芎、延胡索:辛,温,活血,行气,止痛。川芎为血中之气药,能"上行头目",祛风止痛,为治头痛要药。药理研究发现川芎嗪可扩张脑血管,降低血管阻力,显著增加脑及肢体血流量,改善血循环,还能降低血小板表面活性,抑制血小板聚集,预防血栓的形成。对近现代治疗偏头痛处方研究发现川芎为使用频率最高的药物。《本草纲目》载:"延胡索,能行血中气滞,气中血滞,故专治一身上下诸痛,用之中的,妙不可言。盖延胡索活血化气,第一品药也。"延胡索的主要成分延胡索乙素有显著的镇痛、催眠、镇静与安定作用,延胡索甲素和延胡索丑素的镇痛作用也较为明显,并有一定催眠、镇静与安定作用。本方中川芎、延胡索合用,加强行气活血止痛之效。

（6）丹参:苦,微寒。《本草便读》载:"丹参,功同四物,能祛瘀以生新,善疗风而散结,性平和而走血,……丹参虽有参名,但补血之力不足,活血之力有余,为调理血分之首药。其所以疗风痹祛结积者,亦血行风自灭,血行则积自行耳。"丹参善通行血脉,又兼清热凉血,不仅能祛瘀止痛,还能清除瘀血过甚产生的郁热。

（7）蕲蛇:祛风,通络,止痉。《雷公炮炙论》:"治风,引药至于有风疾处。"《本草纲目》记载:"其能透骨搜风,截惊定搐,为风痹、惊搐、癫癣、恶疮要药,取其内走脏腑,外彻皮肤,无处不到也。"盖巅顶之上,唯风可到,偏头痛的发作与风邪密切相关,因此本方利用其祛风之效,直达病所,祛邪外出。

（8）全蝎、蜈蚣:息风镇痉,攻毒散结,通络止痛。两者均善搜风,通络止痛力较强,常协同用于顽固性头痛或偏正头痛。现代药理研究发现两者均有明显的镇痛、抗炎作用。

从全方立意可见此方围绕核心病理要素"瘀血",以活血化瘀、通络止痛为主要治法,又结合瘀血成因,或疏风,或行气,或清热,或解毒,全方位、多角度改善"瘀"的状态,从而达到气血调和的目的。该方不仅能快速缓解疼痛,更能有效控制偏头痛的反复发作。

（9）甘草:甘、平,归心、肺、脾、胃经,补脾益气,润肺止咳,缓急止痛,缓和药性。现代药理研究表明甘草具有抗炎、抗病毒、保肝解毒及增强免疫功能等作用。

（二）病案

案 1

【初诊】徐某,男,31 岁,计算机工作者,2013 年 11 月 2 日。

病史:患者自从高三时因学习压力大、经常熬夜开始出现头痛,至今反复发作已 10 余年,疼痛部位时左时右,痛时精神萎,伴恶心、呕吐,曾于上海各大医院求治,予以盐酸硫必利片、盐酸氟桂利嗪胶囊等药物,服用后可缓解头痛,但仍时有发作。自从事 IT 工作以来,发作愈加频繁,平均 1 个月发作 3~4 次,疼痛也逐渐加重,持续时间延长。近半年每次头痛发作前眼前出现黑影,持续 1~2 分钟,怀疑是眼睛问题,并于上海中医药大学附属曙光医院眼科求诊。初诊实属偶然,患者因头痛再次发作,为配止痛药前来就诊。

查体:行眼底、视力等各方面检查均无明显异常。左侧偏头痛,伴恶心,无口干口渴,小便调,大便稍干,舌淡暗,苔薄腻,脉弦。

中医诊断:头痛(瘀血阻络证)。

西医诊断:先兆偏头痛。

处方:活血止痛汤。徐长卿 30 g,密蒙花 9 g,延胡索 15 g,野菊花 9 g,丹参 30 g,羚羊角粉 1 g(冲服),川芎 15 g,蕲蛇 3 g,全蝎 3 g,蜈蚣 1 条,生大黄 6 g(后下),甘草 3 g,14 剂。每剂煎 2 次,分 2 次温服,羚羊角粉分两份混入药液中,饭后服用。嘱患者注意:① 头部避免冷、热风直吹;② 注意休息、避免熬夜;③ 注意避免声、光、电强烈刺激;④ 避免食辛辣发物。

【二诊】2013 年 11 月 17 日。

患者服用中药 2 天后头痛较前略减轻,但仍须配合止痛药物。后于第 8 天再次发作,持续时间同前,但程度较前减轻,来就诊时一切如常,胃纳可,大便每日 1 次。方药同前,14 剂,调摄同前。

【三诊】2013 年 12 月 3 日。

患者服药期间头痛再次发作 1 次,程度及持续时间较前明显改善,疼痛时眼前黑影消失,已无须服用止痛药物。上方同前,继续服用 2 周。

【四诊】2013 年 12 月 16 日。

服药后头痛再无发作,仅熬夜或长时间工作时头部有紧缩感,休息后缓解。嘱坚持再服用 2 周,避免不良刺激。

半年后随访,患者仅连续熬夜后发作 1 次,疼痛轻微,临床告愈。

案 2

【初诊】李某,男,59 岁,无业者,2014 年 5 月 2 日。

病史：头痛 20 余年，加重伴恶心 1 周就诊，患者半年来在无明显诱因下出现反复发作性头痛，位于右侧额部，呈刺痛，伴牵引感，无视物旋转，无恶心、呕吐，无耳鸣，无肢体发麻及抽搐，无意识障碍。既往有高血压、糖尿病病史 10 余年，血压、血糖控制良好；曾多次在外院诊治，行头颅 CT 未见明显异常。

查体：右额部刺痛，缓解时隐隐不休，痛甚伴恶心，无视物模糊，无肢体活动不利，舌淡暗，苔薄白，脉弦涩。神清，精神可，双眼球无震颤，双瞳孔等大等圆，直径约 3.0 mm，对光反射灵敏，额纹及鼻唇沟对称、不浅，口角不斜，伸舌居中，耸肩有力，颈软，四肢肌力、肌张力正常，病理征未引出。

辅助检查：头颅 MRI 示双侧基底节可见多发缺血灶。颈动脉超声示局部有斑块形成。

中医诊断：偏头痛（瘀血阻络证）。

西医诊断：头痛。

处方：活血止痛汤加减。徐长卿 30 g，密蒙花 9 g，延胡索 15 g，野菊花 9 g，丹参 30 g，羚羊角粉 1 g（冲服），川芎 15 g，蕲蛇 3 g，全蝎 3 g，蜈蚣 1 条，生大黄 6 g（后下），白芍 15 g，当归 15 g，甘草 3 g，14 剂。

具体服用方法及注意事项见"偏头痛"案 1。此患者较前一患者头痛虽有刺痛感，但缓解时绵绵不休，舌淡暗，苔薄白，脉弦涩，说明患者瘀血为患，但同时伴有血虚之象，故处方中加用白芍、当归以活血行血。白芍、甘草相伍则能缓急止痛。

【二诊】2014 年 5 月 15 日。

患者服用中药后头部刺痛感明显减轻，痛时未再出现恶心感，缓解时头部仍有紧缩牵动感。上方去蕲蛇，加鸡血藤 30 g，继续服用 2 周。调摄同前。

后患者未再就诊，电话随访服药后头痛再无发作，临床治愈。

参 考 文 献

[1] DE LAU L M, BRETELER M M. Epidemiology of parkinson's disease. Lancet Neurol, 2006, 5：525 - 535.

[2] ELBAZ A, BOWER J H, MARAGANORE D M, et al. Risk tables for parkinsonism and Parkinson's disease [J]. Journal of Clinical Epidemiology, 2002, 55(1)：25 - 31.

[3] TAYOR K S, COOK J A, COUNSELL C E. Heterogeneity in male to female risk for parkinson's disease：a review of the evidence. European Journal of Epidemiology. 2011, 26 supp(1)：1 - 58.

[4] 陈生弟.中国帕金森病治疗指南（第三版）[C]//江西省中西医结合学会神经科专业委员会.江西省第七次中西医结合神经科学术交流会论文集.南昌：江西省中西医结合学会,2015：4.

[5] 苏佳丽,陈涛,张杉,等.帕金森病非运动症状的研究进展[J].中国医师杂志,2019,21(4)：624 -

627.

［6］陈伟,俞郦,朱炜,等.天芪平颤方治疗帕金森病运动症状临床观察[J].辽宁中医药大学学报, 2014,16(7)：99－101.

［7］魏江磊,陈伟,干静,等.天芪平颤方治疗帕金森病异动症的临床研究[J].上海中医药大学学报, 2014,28(3)：23－25.

［8］陈伟,干静,俞郦,等.天芪平颤方化裁治疗帕金森病非运动症状的临床研究[J].中医药导报, 2014,20(14)：11－14.

［9］吴娜,宋璐,杨新新,等.天芪平颤颗粒对帕金森病大鼠异动症行为学及信号转导蛋白表达的影响 [J].上海中医药大学学报,2013,27(1)：55－59.

第三章

科学研究

第一节　中风先兆证候学特征、预警信号及脑宁康效应的临床与实验研究（2000 年）^[1]

缺血性脑血管疾病属中医学"中风"范畴，治疗难度较大，复发率高，准确捕捉该病先兆期特征性症候，以及与性别、年龄的关联对其二级预防意义重大。

一　目的

探索中风先兆症候的性别、年龄及中医证型特征性表达，为治疗提供前瞻性建议。观察脑宁康颗粒治疗中风先兆证的临床疗效。

二　方法

按循证医学要求，多中心、较大样本对照前提下，采用前瞻性队列法，通过观察样品特异危险度、相对危险度、归因危险比分、病因学分数，分析患者中风先兆症候的相对变化特征。中风先兆证患者 114 例，随机分为脑宁康治疗组和阿司匹林治疗对照组。观察两组给药前后临床积分、血小板膜表面受体（CD62P）、内皮素－1（ET－1）、红细胞 C3b 受体花环率（RBC－C3b－RR）、丙二醛（MDA）等参数的变化。

三　结果

中风高发年龄段为 51~60 岁，尤其是当该年龄段出现符合主、次症中发作性偏身麻木、视歧昏瞀、筋惕肉瞤症状，以及具有明显邪热壅盛征象。中风发病前有典型邪热亢盛象，且男、女性主症有差别。热盛征象表现男性为便秘、筋惕肉瞤，女性多为烦躁易怒便秘中风。肝胆火盛型具有发生中风的特异危险度。治疗组总有效率为 94.74%，1 年内中风发生率为 1.75%，给药后治疗组 CD62P、ET－1、RBC－C3b－RR、MDA 分别为（1.48±

0.04)%、(60.31±26.05)ng/L、(11.03±2.24)%和(1.72±0.31)μmol/L,较给药前均显著或极显著改善($P<0.05$ 或 $P<0.01$),以上参数与对照组比较,均有显著性差异($P<0.05$)。

四　讨论

现代医学研究认为,中风的发生和演变与机体血管内皮细胞(EC)功能、血小板活化功能、神经免疫调制及抗氧化功能异常密切相关。氧分压降低可增加 EC 释放 ET-1,后者的释放与前内皮素原基因转录增加有关,ET-1 水平与脑梗死面积呈显著正相关。CD62P 存在于血管内皮细胞的 Weibel-Palade 小体中,当局部供血障碍时,可充分表达并经激活转移到血小板和内皮细胞表面,成为血小板活化的标志,促进血小板与粒细胞、EC 的黏附,加重缺血。RBC-C3b-RR 具有免疫黏附活性,而免疫复合物型抗原有"清道夫"作用,在脑梗死的发生和发展中起到一定作用。在脑缺血状态下,缺氧复氧引起 EC 的黄嘌呤氧化酶(XO)活性增加,XO 作用于底物,产生大量氧自由基(OFR),而 EC 内 SOD 活性却明显降低。EC 的抗氧化防御体系不能清除过多产生的 OFR 时,后者可与 EC 和脑组织细胞或细胞膜上的磷脂结合,生成过氧化脂质,引起形态损伤。以特定方法干扰上述变化,可望有控制中风发生的作用。

脑宁康颗粒中的蚤休和半边莲具有显著抗蛇毒效应,已知 ET-1 与某些蛇毒、蝎毒、蜂毒有共同的祖基因和极其相似的结构及相近的生物学作用。据观察两药可降低 ET-1 所致的血压增高,抑制 ET-1 的缩血管作用。野菊花、夏枯草均能明显降低实验动物血压,具有显著扩血管作用。川芎能通过血脑脊液屏障,降低血液黏稠度,改善微循环,溶解微血栓,还能使血和脑脊液中免疫活性物质合成和释放减少,改善脑损伤状态;水蛭能抑制凝血酶与血小板的结合并促其与血小板解离,从而产生抗凝血作用;大黄有扩血管及降压效应,其良好的通便、利尿作用使代谢废物及毒物排出体外;陈皮能降低血清胆固醇、减轻和改善动脉粥样硬化病变。

五　结论

不同性别的中风先兆证患者在特定年龄段具有发生中风的特异症候及证型表现。探究之,有较强的中风二级预防意义。脑宁康颗粒不仅能明显改善中风先兆证症状、有效控制中风发生,且对患者血管内皮、血小板活化功能、神经免疫调制及抗氧化功能有明显改善作用,其效应显著优于阿司匹林。

第二节 急性缺血性脑卒中中医分型证候相关性探索——数模分析的综合应用（2010年）[2]

一 目的

探索急性缺血性卒中的病-证-症之间的相关性。

二 方法

急性缺血性卒中专家参考 Delphi 法,对急性缺血性卒中中医证候的相关证素与四诊信息的相关性调查采用专家问卷调查方式,咨询专家意见,经汇总统计根据其频数得到证素相关四诊信息的参考权重,并作为结构方程研究的重要参考指标。

基于结构方程模型(SEM)的急性缺血性卒中证-症相关性研究,根据先验理论和专家经验,运用结构方程分析方法,对急性缺血性卒中证候进行建模,运用 AMOS 工具进行探索性结构方程和验证性结构方程模型的研究,经过修正获得收敛良好的模型,并得到各证型相关四诊信息的载荷系数,根据最终的收敛良好的各型证候模型得到与其最具相关性的四诊信息,为急性缺血性卒中临床中医证候诊断和疗效评估及相关研究提供了新的参考依据和基础资料。

对于要求大样本的结构方程来说,运用了 bootstrap 抽样再放回的扩增抽样方法,以满足结构方程模型对样本数的要求。

基于粗糙集(rough set)知识约简的急性缺血性卒中证型研究,充分利用粗糙集强大的数据分析、处理、加工能力,并借用粗糙集专用分析软件 ROSETTA 对证候数据进行数据分析挖掘,用 Johnson 算法分别对症状和舌脉数据加以属性约简,最终将约简后的结果汇总得到各证型的相关四诊信息数据集。结合结构方程模型分析结果,为急性缺血性卒中的中医临床提供了新的证候学诊断参考和相关研究的基础资料。

三　结果

基于集对分析联系数的急性缺血性卒中病症研究,根据结构方程和粗糙集所获得的约简后的证候四诊信息数据集,运用集对分析方法研究中医症状与缺血性卒中急性期的相关度。通过计算联系数和同异反综合值,根据相关中医症状的同异反综合值对四诊信息进行排序,按顺位降序排列,得到第一位的主因子为便秘,进一步验证了中医临床上急性缺血性卒中以热毒为主的经验。该研究的流行病学急性缺血性卒中证候调查数据证型的频数统计也显示以热盛为主的证候表现占整个病例样本的 54.4%。进一步分析该部分结果形成的症状积分与美国国立卫生研究院神经功能缺损评分(NIHSS)的相关性,结果表明两者呈正相关性,但并非简单的线性相关。同时,由于其综合了结构方程和粗糙集的研究结果,反映了先验知识、专家经验及客观分析的诸因素成分,所以可以将中医症状积分作为卒中急性期疗效标准的参考依据。

四　讨论

"卒中"一词源于明代楼英的《医学纲目》,反映了急性中风发病突然,临床证候变化迅速的特征。古人对证候的研究和认识往往是伴随着对病机的认识而逐步深入的。从中医历代医籍中不难看出对于中风病因、病机的认识是外风致中阶段、内风主导阶段、复杂病机认识阶段及明确病位在脑四个阶段的逐步深入和不断完善的过程。唐宋以前认为导致中风的主要原因是外风。代表论述有《素问·风论》"风之伤人也,或为寒热,或为热中,或为寒中,或为病风,或为偏枯"的外风致病论及《灵枢·刺节真邪论》"虚邪偏客于身半,其入深,内居营卫,营卫稍衰,则真气去,邪气独留,发为偏枯""多食咸,则血脉凝泣面色变"等正气先虚,风邪侵入和饮食致病等强调外因为主致病的论述。唐宋以后,尤其是金元时期,对中风病的认识逐渐转向以"内风"立论。如金元四大家中的刘元素、朱震亨、李杲则从各自的学术观点出发分别从火邪致中、痰湿致病和因虚致中论述了中风的病机,刘元素认为"所谓中风瘫痪者,由乎将息失宜而心火暴甚,肾水虚衰不能制之,则阴虚阳实而热气怫郁,心神昏冒,筋骨不用而卒倒无所知也"。朱震亨则发现"湿土生痰,痰生热,热生风气"。李杲强调"中风者,非外来风邪,乃本气病也。凡人年逾四十,气衰之际,或因忧喜忿怒,伤其气者,多有此疾,壮岁之时无有之也。若肥盛则间有之,亦是形盛气衰而如此"。明代以后,特别是明末清初,已经认识到中风致病因素及病机的复杂性。明代《秘传证治要诀及类方》有"三消久之,精血既亏,或目无见,或手足偏废",指出了消渴为中风的病因。清代王清任则以气虚血瘀立论,创立补阳还五汤治疗中风偏瘫,至今仍是临床治疗中风常用方之一。叶桂认为"阳明气衰,厥阴风动",提出了中风"肝阳化风"理论,使中风病因病机的认识更趋全面。至清末民国初年,随着西医的传入,对中风病位的认识也有了转变。如张山雷在所撰《中风斠诠》中曰:"中风之病……其脑中必有死血及积水,是血冲入脑,信而有证……皆由肝火自旺,化风煽动,激其气血,并走于上,直冲犯脑,震扰神经,而为昏不识人,喎斜倾跌,肢体不遂,言语不清诸证,皆脑神经失其功用之病。"确定了中风病的病位在脑,开始将西方医学的理论引入中风的病因病机中,使人们对中风病因和病机、病位的认识更加全面。

从对中风病因病机认识的发展过程来看,中风病机的复杂性可见一斑。病机是证候的根源,证候是对病机的反映,中医证候也具有动态时空、多维多阶的复杂变化特征。中风证候是反映证候这一特点的典型代表。对于中风证候的研究,特别是规范化研究要想获得突破,绝非易事。迄今人们对中风证候进行了大量的研究,从临床到基础所做的研究工作和目前的前沿研究方法结合都较为紧密,但由于中医理论的特殊性,中风证候的多维、多时空动态变化的特点,以及中医证候概念内涵的不确定性因素较多,定性较多,定量较少,使得对其实质的研究还没有令人满意的成果出现。

针对这一情形,该研究运用了多种数理模型和数据挖掘的技术,综合各自的特点,以其能最大限度模拟急性缺血性卒中中医证候的真实特征。结构方程模型的主要作用是揭示潜变量之间(潜变量与可测变量之间及可测变量之间)的结构关系,这些关系在模型中通过路径系数(载荷系数)来体现。所以对于研究中医证候有其优势,可以用来揭示病证症之间的复杂关系。它的局限是需要高标准的先验知识,对数据也有较高要求,它对样本的大小及缺失值的多少都很敏感,在一定程度上限制了其应用。研究人员通过和专家调查研究结合,解决了其对先验知识的要求,同时运用 bootstrap 方法扩增样本量,解决了其对样本大小的要求。粗糙集理论是利用上近似、下近似和边界表示概念,是一种利用三值逻辑处理不精确或不完全信息的形式化方法。无须事先知道数据的分布情况则是其优势,研究人员可以在不考虑先验知识和数据分布的情况下就进行数据挖掘和知识约简。中医辨证论治本身就是一个删繁就简,去伪存真的过程,通过粗糙集知识约简发现中医证型和四诊信息的简约规律,可以进一步为证候标准的规范化提供依据。集对分析理论(set pair analysis,SPA)是一种新的研究不确定性理论方法,它的核心思想是把确定与不确定视为一个确定不确定系统,从事物之间联系与转化的同一度、差异度和对立度三个方面刻画事物,集对实际上是具有一定联系的两个集合组成的对子,而其特性是用联系数进行定量刻画,运用集对分析方法可以了解中医症状与缺血性卒中急性期的相关度,也可以动态并根据联系数及综合值的大小判断关联程度。而将三者结合起来研究卒中的中医证候,可以充分反映中医经验、证候模糊不确定及多维、多时空动态变化的特点,可以更加全面地揭示急性缺血性卒中的中医证候的规律和规则。

1. 结构方程模型研究

测试性结构方程模型的修正模型和理论模型拟合良好,说明与临床实际基本吻合。验证性结构方程分析,各型相关四诊信息的载荷系数反映了其相关性大小,从临床经验看,多数反映了临床实际。针对数据的偏度问题,研究人员运用 AMOS 提供的 bootstrap 方法对样本进行了扩增。最终拟合良好的各证型模型给出了与各证型最相关联的四诊信息。通过大样本的结构方程模型分析,获得了急性缺血性卒中各证型最具相关性的四诊信息结果,为急性缺血性卒中临床中医证型诊断和疗效评估及相关研究提供了新的参考依据和进一步分层和细化研究的基础资料。

2. 粗糙集研究

该研究根据大样本的临床急性缺血性卒中中医证候资料运用粗糙集理论对急性缺血性卒中中医诊断标准进行了进一步的约简,在对样本数据进行离散化特征化处理基础上,利用粗糙集强大的数据分析、处理、加工能力,通过对样本数据的学习运用 Johnson 算法分别对卒中证候数据样本的症状和舌脉进行知识约简,根据 Rosetta 输出的约简结果,将症状和舌脉约简结果合并,得到各型四诊信息数据的知识约简,找到了它们的核,从而有助于揭示规律性、弱化随机性,提高了证候指标预测的精度和方法的实用性。初步获得了更加简约的急性缺血性卒中证候诊断依据。经过简约的卒中证候诊断依据有利于临床的应用和推广,同时为进一步的分层分时点研究提供了基础资料和方法学参考。

3. 集对分析研究

病症结合研究是中西医结合研究的重要方法之一,该研究所获得的结果反映了西医的病(以急性缺血性卒中为例)和中医的证型相关症状之间的联系度。该研究结合结构方程和粗糙集研究结果,再用集对分析进一步分析病症之间的相关性,根据同异反联系数及其综合值结果排序,综合了三种方法的优势,避免了其不足,从先验知识、专家经验及客观性方面进行了全面的诠释。结果发现急性缺血性卒中与中医相关症状的关联度排在第一位的是便秘,其次依次为头晕、口干、倦怠乏力、腹胀、心烦易怒、咽干、痰稠、面色㿠白、痰黄、痰涎壅盛、小便失禁、声高息粗、耳鸣。上述相关的中医症状积分与 NIHSS 评分在急性缺血性卒中治疗前后对比研究中显示了正相关性,但并非简单的线性相关,说明两者有着内在的某种联系。该研究为进一步分层研究、与西医疗效指标对比研究及运用中医证候进行卒中的疗效评估提供了基础资料和方法学参考。

根据样本数据,计算其证型构成比,分析发现风痰火亢型构成比最高。该样本还显示,火热致病所占比例为 54.4%,说明在整个缺血性卒中急性期中医证候以热毒为主。这佐证了便秘为第一顺位的可信度。

随着数据挖掘和数模技术的不断完善和进步及研究的不断积累,再通过建立标准化的面向对象的中医病证数据库,充分利用数据库的强大灵活的数据管理和提取功能,结合证候特点运用数据挖掘技术进行多维、多角度的病证结合研究,相信综合运用数据挖掘技术将会越来越准确模拟模糊不确定多维、多时空动态变化的中医证候的真实状态,从而最终获得证候标准化和证候实质研究的突破。

五 结论

综合运用数模分析和数据挖掘方法研究急性缺血性卒中证候,避免了单一方法反映中医证候多维、多时空动态变化特点的不足,同时又能充分考虑中医经验医学的特点,反映专家经验的重要性,高效处理不确定性的中医证候数据。该研究为病证结合综合运用数据挖掘技术进行中医证候客观化规范化研究提供了方法学参考。

第三节 生地黄对大脑中动脉闭塞模型大鼠脑缺血神经损伤后三种不同基因表达的干预研究(2012 年)[3]

一 目的

以中药生地黄免煎颗粒溶液灌胃的方式干预大脑中动脉闭塞(MCAO)模型大鼠,通过观察造模后不同时间窗三类影响神经损伤与再生的基因的表达,探讨中药生地黄对缺血性脑损伤后治疗的潜在价值。

二 方法

选用雄性 SD 大鼠,采用线栓法制作 MCAO 模型之后,随机将大鼠分为生地黄免煎颗粒用药组、模型组与假手术组,每组 27 只,造模后第 2 天起,生地黄免煎颗粒组采用生地黄免煎颗粒溶液灌胃、模型组和假手术组采用等量过滤清洁自来水灌胃,分别在造模后第 3 天、第 7 天和第 14 天取材。在同一时间点,每组各取 3 只依次经预冷生理盐水和 4% 多聚甲醛溶液灌注后取脑,作 HE 染色,观察缺血区脑组织形态学改变,其余 6 只经心脏灌注预冷生理盐水后开颅取脑,行实时荧光定量 PCR 与 Western Blot 检测,观察以下指标。

通过观察生地黄对神经损伤后细胞凋亡相关基因 *Bcl-2*、*Bax* mRNA 的表达的影响,探讨生地黄对缺血性脑卒中神经损伤保护的机制。

通过观察生地黄对神经生长抑制因子 *Nogo* 基因的 Nogo-A mRNA、Nogo-A 蛋白受体 NgR mRNA 的表达及对神经生长抑制因子 Nogo-A 与 NgR 蛋白表达的干预,探讨生地黄解除神经生长抑制因子抑制作用的可能性。

通过观察生地黄对神经生长因子(NGF)与神经生长相关蛋白(GAP-43)基因 mRNA 表达的影响,观察生地黄对中枢神经损伤后的神经生长有无促进作用。

三 结果

生地黄免煎颗粒对 MCAO 造模后造成的 Bcl-2 mRNA 的表达没有明显影响。

生地黄免煎颗粒能够在一定程度上下调 MCAO 造模后 Bax mRNA 的表达水平,且其发挥作用的时间在用药后 7 天左右。

生地黄免煎颗粒能够在一定程度上下调 MCAO 造模后 Nogo-A mRNA 的表达水平,且其发挥作用的时间在用药后 7 天左右;生地黄免煎颗粒对 MCAO 造模后引起的 Nogo-A 蛋白表达升高有一定的下调作用,这种表现在造模后第 14 天时更为明显。

生地黄免煎颗粒对 MCAO 造模后 NgR mRNA 表达的影响较为复杂,需要进一步研究探讨;对 MCAO 造模后引起的 NgR 表达升高有一定的下调作用,这种表现在造模后第 14 天时更为明显。

以按体表面积折算相当于成人 10 倍量的生地黄免煎颗粒溶液灌胃的方式干预 MCAO 模型大鼠,在 3~14 天期间,对 NGF mRNA 和 GAP-43 mRNA 的表达,未发现有明显的影响。

四 讨论

缺血性脑卒中属中医学"中风"的范畴,是一类以大脑缺血缺氧为特征的脑血管疾病,包括短暂性脑缺血发作(TIA)、脑血栓形成和脑栓塞。

我国属于世界上脑卒中高发的国家之一,2005 年 11 月 WHO 统计公布全球脑卒中死亡人数为 560 万,60 岁以上年龄组的脑卒中死亡人数排在第二位,我国的脑卒中死亡率排在第二位，为 180/10 万。脑缺血不仅起病急骤、发病迅速，而且难以彻底治愈，往往会留有各种不同程度的后遗症，是现在临床亟待解决的重大疾病之一。

（一）脑卒中发生后的病理变化及其机制

缺血性脑卒中的病理过程非常复杂，脑缺血随后发生的病理过程涉及许多复杂的连锁反应，从而使机体的诸多生理环节发生改变。目前，关于缺血性脑血管病的发病机制存在多种学说，这些机制主要包括能量耗竭与酸中毒，兴奋性氨基酸（EAA）导致的毒性作用，炎性细胞因子、NO 和氧自由基损伤及脑缺血半暗带去极化等。

缺血性脑卒中脑缺血后出现的病理变化，主要有脑细胞坏死、脑细胞凋亡及缺血区局部的瘢痕形成与神经再生反应。在脑缺血超早期主要以兴奋性毒性损伤为主，急性期与亚急性期以炎症和凋亡为主，恢复期以瘢痕形成与再生反应为主。

1. 脑细胞坏死

脑缺血后最明显的病理改变就是脑软化灶的形成，其主要病理变化就是缺血区脑细胞的坏死，这种坏死位于损伤灶的中心部位，多发生在缺血后即刻至 1 天内。引起脑卒中后细胞坏死的因素主要与能量耗竭与酸中毒，EAA 毒性作用，炎性细胞因子、NO 和氧自由基损伤及缺血半暗带去极化等因素有关。

（1）能量耗竭与酸中毒：在脑缺血引起的诸多损伤中，血供不足造成脑细胞缺血缺氧引起的能量耗竭可能是首发环节。同时，脑缺氧还可使得脑细胞线粒体结构异常，线粒体呼吸受到影响，由于缺氧，最终可产生大量乳酸，从而造成脑组织酸中毒。因此，脑组织缺血缺氧对脑细胞的氧合状态及线粒体功能影响严重，可迅速导致脑能量耗竭。

（2）EAA 毒性作用：EAA 是中枢神经系统传递兴奋性信息的物质，同时也是神经毒素。脑卒中发生以后，由于缺血部分脑组织能量缺乏导致 EAA 的过度释放，以及再摄取和灭活障碍，导致位于突触后膜处的 EAA 受体被过度激活。这些受体被过度激活后，可作用于 N-甲基-D-天冬氨酸（NMDA）受体，对神经细胞造成迟发性损害，还会通过激活 α-氨基-3-羧基-5-甲基-4-异戊丙酸受体及红藻氨酸受体，介导神经细胞的急性渗透性肿胀。

（3）炎性细胞因子、NO 和氧自由基损伤：脑缺血损伤后会发生急性炎症反应，其发生机制主要包括由神经细胞缺血导致的 TNF-α、COX-2 及大量调节因子的释放或被表达。另外，中性粒细胞还会产生诱导型一氧化氮合酶（iNOS）、从而产生大量有毒的 NO，激活 COX-2 等。

（4）缺血半暗带去极化：脑缺血发生后脑组织坏死区与正常区之间的区域属于缺血半暗带。该区域在脑缺血发生后可以维持一定量的血流以维持新陈代谢，该区域的细胞由于能量供给不足、K^+ 的释放及谷氨酸在细胞外积聚而发生去极化后，通常是能够发生复极的。如果细胞外的金属离子和 EAA 水平升高，会影响这些细胞不能复极，从而导致梗死灶范围不断扩大。

在脑缺血发生以后,机体也存在着内在的自我保护机制,这些机制主要与血红素氧合酶(heme oxygenase,HO)作用产物和脑红蛋白(Ngb)有关。

2. 脑细胞凋亡

细胞凋亡又称程序性细胞死亡,是指为维持内环境稳定,由基因控制的细胞自主的有序的死亡。脑缺血发生之后,神经细胞坏死和凋亡现象是并存的。凋亡是不同于坏死的一种细胞死亡形式,它的发生是细胞在诱导因子作用下,启动内部自身基因调控机制,引起细胞主动性自杀过程,在适当的抗凋亡措施下,凋亡细胞能够恢复原有的功能,成为发挥正常生理功能的细胞。脑缺血所致的神经细胞凋亡主要出现在病灶四周的缺血半暗带及对缺血缺氧敏感的海马、齿状回和大脑皮质的神经细胞,主要表现为迟发性神经细胞死亡。近几十年的研究证明,缺血区域尤其是缺血半暗带区域的神经细胞在卒中发生后的几小时至几天的时间里都经历着凋亡。

细胞凋亡和坏死,在发生机制上有许多交叉的地方,脑缺血后导致细胞坏死的因素也可能引起细胞凋亡,如脑缺血后 EAA 大量释放、离子稳态的变化、氧化应激及线粒体损伤等,在坏死和凋亡的发病机制中均发挥着重要作用。

3. 脑缺血后神经细胞局部改变

在诸多因素的影响下,脑缺血后受损神经细胞也会在形态上发生一系列的变化,出现胞体肿胀、胞核偏向一侧、尼氏体分散崩溃等变化,损伤远端的轴突发生溃变、近端轴突发芽,损伤处神经细胞轴突会发生脱髓鞘现象。

中枢神经损伤后的最初几小时内,随血液流动带来的巨噬细胞和周围组织中的小胶质细胞就在损伤周围区聚集。随后的 3~5 天,会有大量的少突胶质细胞迁移到损伤处,这些少突胶质细胞随后由星形胶质细胞替代,填补损伤造成的空隙。由于胶质细胞及损伤处微环境的影响,最终在损伤处产生主要由星形胶质细胞、小胶质细胞、少突胶质细胞和浸润的巨噬细胞组成的胶质瘢痕。

由于中枢神经损伤后迁移至局部的胶质细胞能够产生大量轴突生长抑制蛋白及抑制分子,再加上缺血区发生的免疫反应、内分泌激素的刺激及自由基的损害加速了神经细胞的损伤。同时,由于局部胶质瘢痕空间阻碍等物理因素使得坏死细胞碎屑不能及时清除,最终造成中枢神经不能像周围神经那样受损后正常再生。

(二)缺血性脑卒中的治疗与研究方向

对缺血性脑卒中的传统治疗主要是以抗凝和溶栓为主,近年由于对缺血性脑卒中发病机制的认识不断深入,在本病的治疗上有许多新的思路,如神经损伤保护、促进受损神经细胞功能恢复及促进神经再生等手段,这些方法尽管目前还不够成熟,但已经成为目前研究中的热点。

1. 溶栓治疗

溶栓治疗就是通过药物溶解掉导致脑缺血的血栓,使得闭塞的血管再通,恢复缺血区大脑的血氧供应,保证治疗药物能够到达缺血部位,从而更加有效地发挥治疗药物对脑缺血损伤的保护作用,最大限度保护或恢复缺血区大脑功能的治疗方法。

溶栓治疗是针对脑缺血的病因,治疗脑梗死最为直接有效的方法,但是由于梗死区局部血流不畅,难以保证纤溶药顺利抵达闭塞段血管。另外,由于溶栓治疗存在导致脑出血的可能,缺血再灌注对大脑可造成继发性损伤,故溶栓疗法有严格的时间窗限制,要求在发病后3~6小时内应用,再加上临床大多数患者不能够按时接受治疗,导致溶栓疗法在临床应用受到诸多条件的限制。

不断改进和完善溶栓治疗技术,提高血管再通率,减少出血风险,延长溶栓治疗的时间窗,是溶栓治疗研究的关键所在。

2. 抗凝治疗

抗凝治疗可使凝血酶和其他凝血因子失活,从而防止血栓的形成。目前临床上抗凝类药物主要是防止脑梗死的早期复发、血栓延长及堵塞远端的小血管继发血栓形成,阻止缺血性脑卒中的进一步发展。

抗凝治疗与溶栓治疗不同,其主要目的是防止血栓的形成。因此,不能对脑神经损伤起到保护作用,也不能改善患者的神经功能缺失。另外,溶栓治疗后使用抗凝剂虽然可以增加血管的再通率,但是造成脑出血的概率也相应增加。

3. 神经细胞保护治疗

神经细胞保护治疗,就是通过一定的方式,减轻缺血性脑损伤对神经细胞的损害,挽救缺血半暗带残留的尚具有活力的神经细胞和脑组织,从而减轻或延迟神经细胞坏死,延长治疗时间窗。

神经细胞保护治疗不仅能增强神经细胞对缺血的耐受性,还能调动内源性抗缺血和抗氧化机制,从而保护濒临死亡的神经细胞,促进神经功能的恢复。神经细胞保护治疗能够使脑梗死区的面积相对缩小,是很有前景的治疗方法。对缺血性脑损伤保护作用及其机制的研究,也是目前缺血性脑卒中研究中的热点之一,对缺血半暗带缺血性损伤的保护研究是目前研究的重点。

4. 促进中枢神经再生

随着对缺血性脑卒中损伤与保护机制的不断揭示,人们对脑卒中的治疗方法也不断发展和完善。但是,由于缺血性脑卒中的病理变化非常复杂,涉及一系列的级联反应。目前的治疗方法多是针对其中的部分病理变化机制发挥作用,尚不能完全避免脑细胞的坏死,由于中枢神经细胞的死亡是不可逆的,且中枢神经也不能向周围神经那样损伤后能够顺利再生,故其死亡率和致残率仍然很高。随着内源性神经干细胞及各种神经生长因子与抑制因子的相继发现,人们意识到通过阐明中枢神经不能再生机制,采取适当措施,完全有可能促进中枢神经再生,进而促使缺血性脑损伤疾病造成的功能障碍完全康复。因此,研究神经再生机制,寻找促进中枢神经再生的方法,是中枢神经损伤性疾病研究的另一热点。

(三)中枢神经再生及其影响因素

传统观点认为,中枢神经细胞不具备再生能力。随着内源性神经干细胞及各种神经生长因子与抑制因子的相继发现,人们意识到中枢神经具备再生潜能,通过努力,完全有可能使得损伤后的中枢神经细胞再生。

1. 神经干细胞的发现

神经干细胞(neural stem cell, NSC)起源于胚胎干细胞,是中枢神经系统中的一类具有多向分化潜能,自我复制,高度增殖能力,在特定条件诱因下,能够向特定类型神经细胞或神经胶质细胞分化的特殊的未分化或低分化的细胞的总称。

1992 年,Reynolds 等从成年小鼠纹状体中分离了能在体外不断分裂、增殖,具有多种分化潜能的细胞群,并提出神经干细胞的概念。1994 年,Kirschenbaum 等通过癫痫患者脑内海马和脑室壁体外培养,发现了具有自我更新能力和多向分化潜能的神经干细胞,首次证实成人脑内存在干细胞。神经干细胞的发现,使得人们坚信采取适当干预措施能够促进脑神经的再生,有望在脑损伤疾病的治疗上取得突破。

2. 中枢神经细胞再生的促进因素与抑制因素

神经细胞损伤之后,往往伴随着许多细胞因子的变化,从而影响着神经细胞损伤的程度与损伤后的再生。这些细胞因子从功能上大体分为抑制神经再生的因子和促进神经再生的因子。外周神经损伤后能够通过再生恢复损伤的功能,中枢神经细胞损伤后,由于周围环境中抑制神经再生的因素占主导地位,在没有外来因素的干预下,难以完全达到修复损伤神经细胞的效果,故中枢神经的损伤往往是不可逆的。

(1)抑制中枢神经细胞再生的因素:中枢神经细胞缺乏再生能力,除胶质瘢痕的空间阻碍作用和促进神经生长因子缺乏以外,主要与中枢神经系统中存在着抑制神经细胞生长的抑制因子有关。这些抑制因子主要包括 Nogo 蛋白、可溶性髓磷脂相关蛋白(MAG)、少突细胞髓磷脂糖蛋白(OMgp)、硫酸软骨素蛋白多糖(CSPGs)等,均对神经的再生具有抑制作用。其中 MAG、Nogo－A、OMgp 被认为通过 NgR－P75 受体复合物转导细胞外信号,最终导致轴突生长锥崩溃。

1)Nogo:是在中枢神经系统髓磷脂中发现的一种抑制轴突生长的蛋白,因它对轴突生长具有抑制作用而被命名为 Nogo,编码 Nogo 蛋白的基因被称为 *Nogo* 基因。*Nogo* 基因序列上的不同启动子和不同拼接可以形成 3 个 mRNA 的转录物,它们所编码的蛋白质分别称为 Nogo－A、Nogo－B 和 Nogo－C。三种 Nogo 蛋白中,Nogo－A 是 Nogo 最主要的形式,在中枢神经系统中由少突胶质细胞和一些神经细胞产生,存在于髓鞘的内外环和少突胶质细胞表面,是突触再生抑制物,Nogo-B 是血管重塑调节物,Nogo-C 与细胞凋亡有关。

2) MAG:是最早被鉴定的中枢神经系统轴突生长抑制因子,是免疫球蛋白超家族成员,定位于中枢和周围神经髓鞘的轴突周围区,主要表达于少突胶质细胞和施万细胞。

MAG 在新生动物中有促进神经纤维生长的作用,但在成年动物中则为抑制作用。研究认为 MAG 的生理功能可能是在髓鞘形成的过程中起细胞识别和黏附的作用。

在中枢神经中,MAG 有两个功能:维持髓鞘的完整性和抑制中枢神经系统轴突再生。在周围神经中,MAG 是调节有髓神经纤维成熟和生长的信号分子。

3) OMgp:是一种中枢神经系统白质内多肽合成的特异性糖蛋白,约占髓磷脂蛋白的 0.05%,位于髓鞘及少突胶质细胞的外表面,是少突胶质细胞和髓鞘表面的糖基磷脂酰肌醇(GPI)锚定蛋白,含有 433 个氨基酸残基。人的 OMgp 基因位于 17 号染色体的长臂 1 区 1 带至 1 区 2 带。OMgp 可通过阻碍有丝分裂信号途径而发挥生长抑制作用。

4) CSPGs:是一类主要来源于损伤中枢神经系统胶质瘢痕形成过程中的蛋白聚糖,是由核心蛋白和葡胺聚糖链(GAG)复合而成。胶质瘢痕中除小胶质细胞以外的细胞成分均可产生 CSPGs。

CSPGs 抑制轴突生长的机制非常复杂且尚未阐明。多数学者认为蛋白聚糖抑制神经再生的作用主要是因为 GAG,此外,硫酸化模式也影响着 CSPGs 的特性与功能。另有研究认为,CSPGs 的作用机制也可能与 Rho 信号转导通路有关。Moon 的研究表明 CSPGs 可以通过与透明质酸结合发挥其抑制作用。

(2) 促进中枢神经细胞再生的因素:神经营养因子(NTF)是促使神经细胞存活和生长的主要因素,包括 NGF、睫状神经营养因子(CNTF)、脑源性神经营养因子(BDNF)、神经营养因子-3(NT-3)及视网膜神经节细胞诱向因子(RGNTF)等。

现已从分子水平证实,NTF 是神经细胞存活的依赖因子,是发育成熟神经细胞功能的调控因子,也是神经细胞受损或病变中保护其存活或促进其再生的必需因子。正常生长的神经细胞必须从靶组织器官或远端胶质细胞中获得足够的 NTF,如有外源性 NTF 供给,即使无内源性营养因子,神经细胞仍可能得以生存和再生。

1) NGF:具有维持和促进发育中的交感神经细胞及来自神经嵴的感觉神经细胞的存活、分化、成熟和执行其功能的功能。此外,NGF 还对轴突生长方向具有决定性的诱导作用及调节神经元前体细胞增殖和分化的作用。

2) CNTF:能支持多种类型神经细胞存活,抑制鸡胚交感神经细胞的增殖,并促使其向胆碱能分化。CNTF 在体内存在于周围神经的施万细胞和中枢神经的星形胶质细胞中。在病理条件下,CNTF 可能对保护神经细胞免于在轴突切断后变性坏死有很大影响。

3）BDNF：广泛分布于神经系统及心、脑、肾组织,系典型的靶源性神经营养因子,以海马表达水平最高。参与调节神经系统发育、成熟。对中枢神经系统多种神经细胞,尤其是多巴胺能神经细胞的存活、分化、生长具有极其重要的营养调节作用。

4）其他:NT－3对鸡背根节、三叉神经节部分神经细胞和交感神经节有生物学效应;RGNTF具有支持和促进视网膜神经节细胞的存活和生长作用,同时,对其突起有明显的诱导作用。GAP－43、细胞骨架相关钙调结合素蛋白(cytoskeleton-associated and calmodulin binding protein, CAP)中的CAP－23、Homer蛋白家族、蛋白酪氨酸磷酸酶受体(RPTP)等,以及电刺激、针灸、高压氧、阿片类物质等亦能促进神经再生。

（3）促进中枢神经细胞再生的途径:尽管脑缺血后成体脑内增殖区的细胞发生明显的增殖性反应,但由于细胞数量有限可能不足以产生功能恢复性影响。因此,寻找促进中枢神经再生的途径非常必要。

外源性的神经干细胞移植或改变脑损伤后的内环境,通过减轻或解除神经生长抑制因子的作用和促进神经生长因子的活性,促进内源性神经干细胞的增殖、迁移和分化,是目前中枢神经再生研究中的主要途径。

目前外源性的神经干细胞移植在神经再生中尚有诸多问题需要解决,如可能存在成瘤、引起新的疾病、免疫排斥和需要长期使用免疫抑制剂及伦理学问题等。因此,设法解除抑制神经再生的因素和增强神经再生的促进因素,是目前促进神经再生的主要手段。

由于中枢神经细胞的再生机制复杂,单从少数几个环节入手促进中枢神经再生,效果不明显。已有研究表明许多中药具有神经保护作用,且中药的神经保护作用广泛,机制复杂,针对神经细胞损伤的多个环节都有不同程度的作用,具有多途径、多靶点的整体调节优势。因此,应用中药诱导内源性神经干细胞的增殖和分化,促进神经再生和神经功能的修复与重建,为神经系统损伤的治疗开辟了新的途径。

（四）中医对缺血性脑血管病的认识

中医学中的中风,是以猝然昏倒,不省人事,伴有口眼㖞斜、半身不遂、语言不利,或者不经昏仆而仅以㖞僻不遂为主症的疾病。因其起病急骤、变化多端,与风“善行而数变”的特征类似,故称为中风。从证候来看,现代医学中的缺血性脑血管病大体可归入中医学“中风”的范畴。

1. 中风的病名与分类

有关中风的记载,最早见于《黄帝内经》,如《素问·风论》中有“饮酒中风”“新沐中风”“入房汗出中风”等,此处之中风为“外风中人”之意。《伤寒论》中,张仲景明确提出的中风属于外感疾病范畴,即外感风寒表虚证。

《黄帝内经》中提到的“偏枯”“偏风”“风痱”“薄厥”“大厥”“煎厥”“仆击”等疾病,类似于现代医学中的急性脑血管疾病。张机在《金匮要略》中首次提出了与现代急性脑血管疾病类似表现的"中风病"的概念,其后,这一病名一直沿用至今。

《黄帝内经》中提到的"仆击""大厥""煎厥",根据其临床表现,应当属于中风病的昏迷期,而"偏枯""偏风""风痱"之称,则多没有神志异常或处于中风恢复期,属于中风之轻症。可见,在《黄帝内经》时代人们已经认识到中风有轻重缓急的不同和临床表现的差异。《金匮要略》中,张机将中风与历节病合篇论述,根据邪中部位及临床表现的差异,把中风分为中络、中经、中腑、中脏四种类型。金代李杲则把中风分为中血脉、中腑和中脏三个层次:中血脉则口眼㖞斜,中腑则肢节废,中脏则性命危急。到了元代,王履又根据发病原因将中风分为"真中风"和"类中风",认为"因于风者,真中风也,因于火、因于气、因于湿者,类中风而非中风也"。明代张介宾在《景岳全书》中提出"中风非风"的论点。此后,李中梓在《医宗必读》中提出了"闭证"和"脱证"的概念,指出中风昏倒,"最要分别闭与脱二证明白",并根据临床症状的不同,指出了闭证和脱证的鉴别方法。在此基础上,后世将中风分为"中经络"和"中脏腑"两大类,中经络病情较轻,一般无神志改变,而中脏腑病情较重,多有神志改变,又分为"闭证"和"脱证"。这种分类方法一直被中医学沿用至今,指导着临床对中风的辨证施治。

2. 历代医家对中风病因病机的认识

"中风"以"风"为名,不仅因为其发病迅速、传变较快,更直接的原因是认为中风的发生与风密切相关。虽其病名曰"风",但历史上对其病因病机的认识,经历了一个不断发展的过程。中医学历史上对中风病机的认识,大致可以归纳为外风论、内风论和非风论三种不尽相同的观点。

(1)外风论:从病因学角度认识中风,强调外风入侵在中风发病过程中的主导地位,同时也重视正气虚的基础作用。

《黄帝内经》首论风邪可以直接侵入人体,发为中风。认为外风侵袭人体,可以导致半身不遂之中风。其机制为风邪侵入腧穴,中于脏腑经络,引起偏身气血运行不畅、经络阻滞而发为偏枯,如《素问·风论》指出"风中五脏六腑之俞,亦为脏腑之风,各入其门户,所中则为偏风"。除了强调外风侵袭,《黄帝内经》也指出正气虚在偏枯发病中的作用,如《灵枢·刺节真邪》指出"虚邪偏客于身半,其入深,内居营卫,营卫稍衰,则真气去,邪气独留,发为偏枯",说明正气先虚,然后风邪偏中于身之半,以致营卫气血运行受阻,肌肤筋脉失于濡养而发偏枯。此外,《黄帝内经》认为中风的发生与地理环境、季节气候亦有关,如《灵枢·九宫八风》指出"风从西北方来,名曰折风。其伤人也……善暴死……其有三虚而偏中于邪风,则为击仆偏枯矣"。

《金匮要略》论中风,亦认为中风之病机为外风侵袭,但又强调了内外二因在中风发病过程中的地位同等重要。张机认为中风之所以形成,其要因有二,一是内虚,二是外邪,指出"寸口脉浮而紧,紧则为寒,浮则为虚,寒虚相搏,邪在皮肤……正气引邪,㖞僻不遂",认为"脉微而数,中风使然"。华佗在《中藏经》中亦有"风之厥,皆由中于四时不从之气,故为病焉"等论述,仍从外风立论。

此后,隋代巢元方认为"人体有偏虚者,风邪乘虚而伤之""风邪偏枯者,由血气偏虚,则腠理开,受于风湿"。唐代孙思邈亦认为"邪客半身入深,真气去则偏枯。夫诸急卒病,多是风"。宋代严用和在《严氏济生方》中进一步明确提出了内虚邪中的观点:"真气先虚,营卫失度,腠理空疏,邪气乘虚而入。"

由此可见,唐宋以前的医家多是持"内虚邪中"观点,认为风邪外袭虽是引发中风的直接原因,但脏腑失和导致的营卫不足、气血亏虚是其内在基础。

自金元起,虽然医家多从内风立论,但并未完全摒弃"外风说"。如元代王履认为,中风有内因致病,也有外风致病,在肯定内因致病理论的同时,认为外风仍然是中风的致病因素,他在《医经溯洄集》中指出"因于风者,真中风也。因于火,因于气,因于湿者,类中风而非中风也"。明清亦有诸多医家强调内外两方面的因素导致中风的发生,如明代孙一奎强调中风多"因先伤于内,而后感于外,相兼成病也"。龚廷贤在《万病回春》中则明确提出:"真中风者……真气耗散腠理不密,风邪乘虚而入,乃其中也。"喻昌亦认为,中风是内外因共同作用的结果,如《医门法律》指出"风从外入者,必夹身中素有之邪,或火或气或痰而为标邪"。

由于中风病机证候复杂多变,临床疗效也不甚满意,而中风之发病的确存在"善行而数变"的特征,证候学上往往也表现出恶寒、发热等邪伤肌表的特征。因此,外风论的观点也被近代医家重新反思,并得到进一步的审视。

(2)内风论:唐宋时期,诸多医家均强调内因在中风发病过程中的重要性,对中风病因病机的认识发生了重大转变,内因论开始萌芽,并逐渐取代外风论在中风发生过程中的主导地位。

内风论同样认为中风的发生与风密切相关,但其风非外邪入侵,而是强调内在因素导致脏腑功能失调,体内阳气亢逆无制而导致"内风"产生,其风属于病机的范畴,主要与各种原因导致的肝风内动关系密切。

《素问·至真要大论》认为"诸风掉眩,皆属于肝,诸暴强直,皆属于风",强调内风的产生与肝关系密切。《素问·六元正纪大论》云"木郁之发,耳鸣眩转,目不识人,善暴僵仆",指出了肝风的主要临床表现;《素问·脉解》载"肝气当治而未得,故善怒,善怒者,名曰煎厥",指出了肝阴暗耗,肝阳偏亢,化风内动,甚者肝阳暴张于上,血随气逆,蒙蔽清窍,发为中风的机理。

在《黄帝内经》有关论述的基础上,明代戴思恭在《证治要诀》中指出"五脏虽皆有风,而犯肝经为多。盖肝属木,风易入之,各从其类",提出了"肝经受风,虚热生成"而致中风的观点。清代叶桂提出"内风,乃身中阳气之变动"的观点,并进一步阐明其病机的关键为"肝为风脏,因精血衰耗,水不涵木,木少滋荣,故肝阳偏亢,内风时起",认为"阴虚阳亢、肝风内动"是中风的主要病机。

清代尤怡亦从叶桂之说，在《金匮翼》中指出"无论贼风邪气从外来者，必先有肝风为之内应。即痰火食气从内发者，亦必有肝风为之始基"，强调肝风内动的基础作用。

晚清名医张伯龙认为中风"由木火内动，肝风上扬，以致血并走于上，冲激前后脑筋"所致，"其虚者，则真水不充，不能涵木，肝阳内动，生风上扬，激犯脑经"。张山雷在《中风斠诠》中认为"内风昏仆谓是阴虚阳扰，水不涵木，木旺生风而气升、火升、痰升，冲激脑经所致……五脏之性肝为暴，肝木横逆则风自生，五志之极皆生火，火焰升腾则风亦动，推之而阴虚于下，阳浮于上，则风以虚而暗煽，津伤液耗，营血不充则风以燥而猖狂"，治疗当守定"镇肝息风，潜阳降逆"之法。张锡纯秉承此法创制了镇肝熄风汤治疗中风。张伯龙、张山雷和张锡纯对中风的认识观点相似，互为补充。他们在总结前人经验的基础上，结合现代医学知识，认为中风的发生主要是由于肝阳化风，气血并逆，直冲犯脑所致。

总之，中风内风论强调脏腑功能失调、阳亢生风是中风的主要病理基础。时至今日，这一观点仍被认为是中风病机理论的主要内容之一。

（3）非风论：认为尽管中风具有发病突然、传变迅速等特点，但中风的发生与风没有明显的直接关系。其代表人物是明代医家张介宾。中风非风论强调中风非外感风邪，与"内风"又无直接的关系。由于历史背景和个人经验的不同，非风论又有"虚""火""痰""瘀"等不同观点。

1）因虚致病：中风因虚致病之说，有气血阴阳之不同。中风之"气虚"说，始于李杲，他在《医学发明》中指出："中风者，非外来风邪，乃本气自病也。凡人年逾四十，气衰之际，或因忧喜忿怒，伤其气者，多有此疾，壮岁之时无有之也。若肥盛则间有之，亦是形盛气衰而如此。"指出中风因形盛气衰，本气自病。此后，明代张介宾提出中风"非风"之说，认为中风"非外感风邪，总由内伤气血也""本由内伤积损颓败而然，原非外感风寒所致""总由气虚于上而然"，并认为"盖气虚则麻，血虚则木，麻木不已，则偏枯颓废，渐至日增"。清代沈金鳌亦认为"曰火曰痰，总由于虚，虚固为中风之根也"。

朱震亨倡导中风之"血虚"说，他在《丹溪心法》中提出"中风大率主血虚"的观点。其后，明代缪希雍提出了"内虚暗风"说，认为"此即内虚暗风，确系阴阳两虚，而阴虚者为多，与外来风邪迥别"，对后世医家影响颇大。

清代周学海在《读医随笔》中详发中风有阴虚阳虚两大纲，实在上焦而虚在下焦。清代喻昌倡导中风"阳虚"论，其在《医门法律》中指出："阳虚邪害空窍为本，而风从外入者必夹身中素有之邪，或火，或气，或痰而为标……内经谓天明则日月不明，邪害空窍。可见风性善走空窍，渐入脏腑。"认为"偏枯病，阳盛阴不足者有之，而阳气虚衰，痹而不通者尤多"，强调了"阳气虚衰，痹而不通"在中风发病中的重要地位。

2）火邪致病：金元医家刘完素持中风"火邪致病"之说，认为中风是"肾水不足，心火暴甚使然"，五志过极，郁而化火，发生中风。他指出"风本生于热，以热为本，风为标""所以中风瘫痪者，非谓肝木之风实甚而卒中之也，亦非外中于风尔。由乎将息失宜，而心火暴甚,肾水虚衰,不能制之,则阴虚阳实,而热气怫郁,心神冒昏,筋骨不用,而卒倒无所知也。多因喜、怒、思、悲、恐之五志有所过极而卒中者,由五志过极,皆为热甚故也……或即不死而偏枯者,由经络左右双行,而热甚郁结,气血不得宣通,郁极而乃发,若一侧得通,则痞者痹,而瘫痪也",提出心火暴亢、热甚动风的观点。

3)痰湿致病:《黄帝内经》认为偏枯与痰湿有关。患者由于饮食失宜,嗜食甘肥厚味,脾失健运,聚湿生痰,阻滞脉络,一则化热生风,一则闭塞经络,蒙蔽清窍,久则痰瘀互结,经脉不通,发为偏枯。

其后,朱震亨明确提出痰湿为中风的主要病机。其在《丹溪心法·中风》中云:"东南之人,多是湿土生痰,痰生热,热生风也……半身不遂,大率多痰。"明代王纶、张介宾论述中风痰邪为患,均强调脾胃不能运化水湿为其根本,如王纶在《名医杂著》中指出"古人论中风、偏枯、麻木、酸痛不举诸症,以气虚死血痰饮为言,是论其致病之根源",张介宾则在《景岳全书》中有"凡非风之多痰,悉由中虚而然"的论述。戴思恭则在《证治要诀》中有"中风之证,卒然昏倒……或口眼㖞斜或半身不遂,或舌强不语,皆痰也"的记载,强调了痰在中风发病过程中的作用。

近代张山雷认为"卒中之证,肝阳上扰,气升火升,无不夹其胸中痰浊,陡然泛滥,壅塞气道,以致性灵蒙蔽,昏瞀无知",强调肝风夹痰是中风发生的重要病机之一。

4)瘀血致病:朱震亨在《丹溪心法·中风》中有"治风之法,初得之即当顺气,及日久则当活血,此万古不变之理也",认为对于中风日久者当采用活血的治疗方法。刘完素在《素问玄机原病式》中也认为"人卒中则气血不通而偏枯也",指出中风过程中有瘀血存在。明代王纶认为"古人论中风、偏枯、麻木、酸痛不举诸症,以气虚死血痰饮为言,是论其致病之根源"。清代王清任强调气虚血瘀是中风发病之根源,其在《医林改错》中指出"半身不遂,亏损元气,是其本源""元气既虚,必不能达于血管,血管无气,必停留而瘀",明确把气虚血瘀视为中风的主要病理变化。张锡纯持有同样的观点,认为"气血虚者,其经络多瘀滞,此与偏枯萎废亦颇有关系"。

瘀血致病的病因病机与现代医学对急性脑血管病的认识不谋而合,在此基础上,活血化瘀法已经成为现代中医临床治疗中风不可或缺的方法之一。

3. 中风病因病机的新发展

近年来,诸多医家在继承历代医家中风病因病机观的基础上,参考现代医学对中风的认识,结合自身临床观察及循证医学的研究,提出了"气血充脑""气机逆乱""气血失调""郁热阻窍"及"毒损脑络"和"热毒中风"等许多新的学说,丰富了中风的病因病机理论。

迄今,关于中风的病因病机的认识人们提出了诸多不同观点,这与现代医学对中风发病机制复杂,病理变化多端的认识一致。由于中医学对疾病的认识多是通过其临床表现进行归纳和总结,中风发病急骤、病情复杂、变化多端,病程较长,这也是造成中医学对中风病机的认识复杂的原因之一。综合历代医家对中风病因病机的认识,中风的病因病机大致可以总结为虚、火、风、痰、气、血、瘀、毒8个方面。其中,有虚有实,虚有气血阴阳之不同,实有风痰瘀毒之异。其虚为发病之本,而风、痰、瘀、毒等多贯穿于中风发病的不同阶段。

从中风的整个发病过程来看,无疑具有"本虚标实"的特点,其本为虚,在中风发病之时,又多表现为肝肾亏虚。当肝肾精气血衰竭,则可致阴精不能化血,阴血不足则肝阳上亢,化风化火,风阳痰火炽盛,气血上逆,或阴血亏虚,气血运行不畅,脉络闭阻、日久成瘀成毒,气机升降失调而发为中风。虚、火、风、痰、气、血、瘀、毒等可能出现于中风发病的不同阶段或不同的类型中,这与现代医学对急性脑血管病的发病机制复杂的认识是相一致的。

总之,中风的发病多在肝肾亏虚的基础上,复因劳逸失度、情志不遂、饮酒饱食或外邪等引起脏腑气血阴阳失调,血随气逆,肝阳暴张,痰火瘀毒内生,横窜经络,蒙蔽神窍而发病,肝肾阴虚为中风发病之本。

4. 历代医家对中风的治法概述

在《黄帝内经》中,对于偏枯与仆击的治疗多选用针灸和敷贴等方法治疗。其后,汉代张机首创中风分类辨证理念,强调了正气先虚在中风发病中的重要地位,并根据外邪入中的浅深轻重分为在络、在经、入腑、入脏的不同,指出了中风不同的临床表现。在治疗上认为外风入中经络时,必以扶助正气,疏散外风为主要治疗原则。华佗在《中藏经》中指出了论治偏枯之法,认为人病中风偏枯,脉数而面干黑黧,手足不遂,言语謇涩,"在上则吐之,在中则泻之,在下则补之,在内则温之按之熨之""脉浮则发之,滑则吐之,脉伏而涩则泻之,脉紧则温之,脉迟则熨之,脉闭则按之"。

隋代巢元方在《诸病源候论》中对中风进行了详细的论述,治疗上以祛邪为主,主张"发汗身轻者可治""宜温卧以汗,益其不足,损其有余",以及补养宣导的方法治疗中风。

到唐代孙思邈已经认识到中风与内在因素有关,主张未中风或初中风即用针灸、汤药、蒸等方法,在治疗上倡导祛风与扶正兼顾。他指出:"欲用方者,先定其冷热,乃可检方,用无不效也。汤酒既尔,丸散亦然。凡此风之发也,必由热盛,故有竹沥、葛汁等诸冷药焉。"可见孙思邈对于中风的治疗,强调虽有寒有热,但以热为主。孙思邈还认为中风的转变"先入阴,后入阳"属于直中病情,这与临床相符,治疗上"先补于阴,后泻于阳",即先治其里,后治其外,或先予扶正,后予祛邪。

宋代严用和在《严氏济生方》中认为中风的治疗,应当"推其所自",重视调气,指出"法当调气,不当治风",即使"外因六淫而得之者,亦先当调气"。这对后世很有启迪。

金代刘完素认为"中风,外有六经之形证,先以加减续命汤,随证治之。内有便溺之阻隔,复以三化汤主之""中风外无六经之形证,内无便溺之阻隔,知血弱不能养筋,故手足不能运动,舌强不能言语。宜养血而筋自荣。大秦艽汤主之"。并且他主张"瘖痱足不履用音声不出者,地黄饮子主之",而对于"大拇指及次指麻木不仁,或手足不用,或肌肉蠕动"的中风先兆之证,主张"宜先服八风散、愈风汤、天麻丸各一料"进行预防。

元代张从正治疗口眼㖞斜,既重视经气,更强调辨证论治;朱震亨认为中风"半身不遂,大率多痰""在左属死血瘀血。在右属痰有热并气虚",主张"左以四物汤加桃仁、红花、竹沥、姜汁。右以二陈汤,四君子汤加竹沥、姜汁""痰壅盛者,口眼㖞斜者,不能言者,皆当用吐法"。王国瑞则在《扁鹊针灸玉龙经》中强调针灸治疗中风半身不遂"先于无病手足针,宜补不宜泻,次针其有病手足,宜泻不宜补",发展了中风的针灸补泻治疗。

明代李中梓在《医宗必读》中指出"凡中风昏倒,先须顺气,然后治风,用竹沥、姜汁调苏合香丸,如口噤,抉开灌之,如抉不开,急用牙皂、生半夏、细辛为细末,吹入鼻内",闭证"用苏合香丸,或三生饮之类开之",脱证"宜大剂量理中汤灌之,及灸脐下"。张介宾在《景岳全书》中指出:"凡治卒倒昏沉等症,若无痰气阻塞,必须大剂量参附峻补元气,以先其极;随用地黄、当归、甘杞之类填补真阴,以培其本。"杨继洲在《针灸大成·玉龙歌》中记载了初中风的急救方法,如三棱针的应用,十二井穴的应用及依据辨证治疗中风后遗症的多种方法。

清代尤怡在《金匮翼·中风统论》中提出了治疗中风的"开关、固脱、泄大邪、转大气、逐瘫痪、除热气、通窍隧、灸俞穴"八法,并指出八法的应用按病期分阶段进行,如中风急性期应祛除风阳、痰火诸邪,即"泄大邪"法,"闭证"用"开窍","脱证"用"固脱"等。

叶桂提出,中风多由水不涵木,内风时起,治疗宜滋液息风、补阴潜阳,阴阳并损害,宜温柔滋润,后遗症,治宜补气血,清痰火,通经络,闭证以开窍至宝,脱证以固阳参附。

张山雷认为杂病之中风是以内风为主要病机,因此治疗时强调应以"潜镇摄纳"为总原则。在此基础上,按其病情,分为闭证、脱证两大类,并根据具体表现,总结出治疗八法。一开窍法,二固脱法,三潜镇法,四开泄法,五顺降法,六育阴养血法,七滋填肾阴法,八通经宣络法。其中前五法,用于卒中恢复期,图本之法,养心肝之阴,滋填肾之阴,疏通半身不通之经络,较尤怡之治法更具有临床实践意义。

王清任倡导气虚血瘀说,对半身不遂采用益气活血之法,在近代得到广泛的认可和临床运用,其补阳还五汤则成为治疗中风后遗症的经典之方。

由于中风具有发病原因较多、发病机制复杂、病程长短不一、临床表现复杂等特点,历代医家对中风的治疗方法也是仁者见仁、智者见智。目前临床治疗中风,多综合前人之说,抓住中风为"本虚标实、上盛下虚"的实质,分期论治。卒中期,按急则治其标的原则,选用平肝息风、芳香开窍、回阳固脱、化痰通腑、活血通络、清热涤痰、凉血解毒等方法。恢复期按缓则治其本的原则,以扶正为主,或标本兼顾,选用益气活血、育阴通络、滋阴潜阳、健脾化痰、养血通络、滋养肝肾、温阳通络等方法。

在中医学发展的漫长历程中,中风始终是历代医家非常关注和重点研究的疾病之一。由于中风的临床表现复杂多变,人们对它的认识也是不断发展和深化的,因此,治疗方法也不断完善。

由于中医学对疾病的命名是通过外在证候的观察而进行的,中医学中提到的中风,不仅包括了现代医学中的缺血性脑卒中,还包括了现代医学中的出血性脑血管病。借助现代研究手段,区分缺血性和出血性脑血管病的不同,从各自不同的病因病机学说和治法入手,将文献、临床及动物实验等研究方法有机结合,从发病的不同阶段和不同的病理机制上广泛系统进行研究,综合评价,具有非常重要的现实意义。

(五) 缺血性脑血管病的中西医结合研究

缺血性脑血管病的中西医结合研究,主要是在中医理论指导下,探讨某一治法、方剂、单味药及相关的有效成分(单体)对缺血性脑血管病的治疗效应及其作用机制。

缺血性脑血管病中西医结合治疗,符合本病致病因素多样、病因病机复杂、病理改变多变的特点,能够从多环节、多途径、多靶点着手,能够突出个体化治疗,疗效肯定,副作用较少,是未来缺血性脑血管病的方向。中医对缺血性脑卒中病因病机的认识复杂,临床治疗方法很多,但由于缺乏相对固定的治法,对于临床有效方药的推广,存在一定的制约。在缺血性脑卒中的中西医结合研究中,从本病病变机制的不同环节着手,寻求中医药疗法上的进步,应当是缺血性脑血管病研究的主攻方向。

通过动物实验的方法,发掘文献和临床上对缺血性脑血管病有较好前景的治疗方法,进一步揭示其作用机制,是缺血性脑血管病实验研究的主要思路。除从宏观上观察其治疗效应之外,中医药对神经损伤的保护作用、促进缺血半暗带受损神经细胞功能恢复及对神经再生的影响,成为目前中西医结合研究缺血性脑血管病的热点。

1. 中药对神经损伤保护作用相关研究

中药可以通过阻断脑损伤后级联反应,改善脑内微环境,发挥脑保护作用。而且还可通过诱生细胞因子,提高神经营养因子表达,诱导 NSC 的定向分化,激活脑内源性神经保护机制,调节神经内分泌免疫调节网络,发挥整体治疗优势。

目前,针对神经系统疾病和损伤的药物干预策略分为两大类,即神经保护治疗和神经修复治疗。

针对缺血性脑卒中脑损伤的病理生理机制采用一些保护措施,称为神经保护。由于缺血性脑卒中损伤的复杂机制,缺血性脑损伤神经保护的方法也是多种多样,其目的就是通过干扰缺血瀑布反应的相应环节,阻止缺血引起脑组织的一系列病理生理及生化反应,尽可能减少神经损伤,使患者得以存活,从而达到最低残疾或者完全康复。

根据脑缺血后的病理生理变化,人们研制了许多拮抗的药物。同时,还有许多学者做了许多与缺血性脑损伤保护有关的研究,如关于胶质细胞及相关因子、全脑或局部亚低温、神经节苷脂、神经生长因子家族、促红细胞生成素等的研究。

采用中医中药方法,通过药物预处理的方式,对大鼠进行 MCAO 造模,然后观察相关指标,判断相关药物是否能够减轻脑缺血造成的各种损害,是中医药防治缺血性脑血管病脑损伤的主要研究方式。这些中药包括中药复方汤剂、中成药、单味中药及中药有效成分

(单体)等,如复脑汤能够通过降低脑缺血再灌注后脑氧化反应及 TNF－α 和 IL－β 表达而起到神经保护作用,黄连解毒汤对小鼠局灶性脑缺血慢性神经损伤有保护作用,能提高小鼠的最终生存率并促进神经功能的恢复,愈风汤可降低迟发性神经细胞死亡动物血及海马中 MDA 含量、增加 SOD 含量,减轻脑缺血所致病理损害,对 EAA 加重迟发性神经细胞坏死有较好的防治作用。醒脑通脉颗粒对脑血栓形成急性期疗效显著,能明显提高患者血清 SOD 含量,增强清除氧自由基能力,减轻缺血脑组织的损害,有效干预脑缺血再灌注模型的神经细胞凋亡。黄芪具有一定的抗神经细胞缺血缺氧损伤的作用,天麻超微粉具有抗脑缺血再灌注损伤的神经保护作用,其作用可能与调控凋亡相关蛋白 Bcl－2、Bax 的表达有关,川芎嗪能够减轻局部炎症反应,抑制免疫和调节免疫作用,能够明显缩小脑梗死体积、降低脑组织含水量。酸枣仁皂苷 A 能抑制脑组织谷氨酸免疫组化阳性细胞的表达、减少神经细胞的凋亡,在脑缺血急性期具有脑保护作用。

2. 中药促进神经再生与功能恢复研究

目前大量研究表明中药复方制剂能促进碱性成纤维细胞生长因子(bFGF)、BDNF 等因子释放,使其高水平维持一定时间,从而可能维持 NSC 增殖,还能降低 EAA 浓度,减轻其神经毒性作用。中药不仅可以提高神经细胞抵抗损伤的能力,发挥神经细胞保护作用,而且还能促进 NSC 增殖、迁移、分化与功能建立,达到治疗神经功能损伤性疾病的目的。

中医认为神经功能缺损通常是由肾精不足、脑髓空虚所致,研究也发现许多补益中药有利于 NSC 的增殖分化,部分具有清热泻火作用的中药能够促进 NSC 的分化与成熟。

如中药龟板及人参皂苷 Rg1、槲皮素、川芎嗪等中药单体成分能够促进 NSC 增殖,可以明显增加成年大鼠脑内巢蛋白标记细胞的数目,有助于脑缺血后神经组织的重建。中药复方左归丸可以增加海马齿状回巢蛋白免疫阳性神经细胞的数量,提高海马齿状回神经自我修复能力。

白果内酯可以诱导胶质细胞表达血管内皮细胞生长因子(VEGF),诱导 NSC 向损伤部位定向迁移。补阳还五汤含药血清可以促使低糖低氧损伤的 NSC 迁出数量明显增多,迁移距离增加。丹参素和丹参酚能够增强体外培养的 NSC 的迁移作用,在体内实验中也发现,经丹参素和丹酚酸诱导后,室管膜下 NSC 能够更多地向其他区域迁移。

人参皂苷、银杏内酯等中药单体成分可促进 NSC 向神经元样细胞分化和促进分化细胞的成熟。黄芪和红花对 NSC 的分化具有积极作用。具有清热泻火作用的中药黄芩、栀子与三七总皂苷或黄芪甲苷联合应用时,可以明显提高成熟神经细胞的比例,能够诱导 NSC 特异性分化成非成熟神经细胞。

(六) 补益肝肾与清热凉血法治疗中风

由于中风在整个病程中的表现具有本虚标实的特点,其本为虚,有气、血、阴、阳之不同,在中风发病之时,又多表现为肝肾阴虚,同时伴有风、痰、瘀、毒之标实,故在中风治疗过程中,扶正与祛邪同等重要。

扶正法是治疗中风的基本治法之一,这一治法是基于中风基本病机中正虚的一面而设,其理论依据最早可追溯至《黄帝内经》。《黄帝内经》中认为正气先虚,然后风邪偏中于身之半,以致营卫气血运行受阻,肌肤筋脉失于濡养而发偏枯。其后汉代张机的《金匮要略》尽管认为中风属于外风侵袭,但强调内外二因在中风发病过程中的作用同等重要,认为内虚处于中风发病过程中的基础地位。其后直至唐宋以前,医家多持中风“内虚邪中”的观点,认为风邪外袭虽然是引发中风的直接原因,但脏腑失和导致的营卫不足、气血亏虚是其内在基础。唐宋之后,亦有许多医家倡中风“因虚致病”之说,其虚有气、血、阴、阳之不同,如李杲、张介宾、朱震亨、缪希雍、沈金鳌、周学海等均有相关的认识。其后,随着对中风正虚的认识逐步加深,采用扶正法治疗中风多强调培补真阴以求其本。如冯兆张在《冯氏锦囊秘录》中指出:“中风一证,多由肝阴不足,肾水有亏,虚火上乘,无故卒倒,筋骨无养,偏枯不遂,故滋肾养肝,治本之至要。”赵献可在《医贯·主客辨疑·中风论》中亦强调扶正为本,且认为扶正又当以填补肾阴为主。

明代张介宾提出中风“非风”之论,认为中风乃“内伤积损颓败而然”“或七情内伤,或酒色过度,损伤五脏之真阴,此致病之本”“人于中年之后,多有此证,其衰可知。经云人年四十而阴气自半,正以阴虚为言也”,认为真阴不足为致病治本。在中风的治疗上,张介宾提出当以培补真阴,以求根本。尽管张介宾亦言及中风与肝风、痰邪等实邪关系密切,且临证不废祛邪,以治其标。但张介宾认为中风乃本虚标实之证,认为肝风、痰邪乃由肝血虚与脾虚所致,这一思想至今仍有着重要的现实意义。

基于中风发病以肝肾阴虚为本的思想,课题前期研究多以此入手。这与临床上中风多见于中年之后,气血渐衰,阴气日亏,肝肾亏虚的特点相吻合。

在长期的临床实践中发现中风发病过程中多有“热毒”的特征性表现,如舌红、脉数、心烦、便秘等。结合循证医学研究,认为中风发生是以热邪为先导,而以毒为主病机,其病变模式是“热—毒—中风”,以此为基础,提出了“中风热毒”论。临床发现,用以清热解毒为主的方法治疗缺血性中风,无论是对于中风先兆还是中风急性期均能取得良好的预防和治疗效果。中风热毒病机还强调,热毒内盛,能够损伤阴液,导致阴虚阳亢,内风旋动,故中风热毒与阴虚阳亢关系密切。另外,中风发病之后,由于诸多病理因素积聚而导致的热毒内生,又可进一步耗伤阴液,使得阴虚更甚。

因此,清热凉血、养阴生津在中风治疗中与补益肝肾同样具有非常重要的意义,临床上对于中风的治疗,既包括补益肝肾,也应包括清热凉血两层含义。清热凉血、养阴生津与补益肝肾有机结合,相辅相成,可控制中风急性期的演变,降低病死率,维持正常生理功能,促进患者恢复。同时,由于正虚邪实同时存在,中风急性期运用清热凉血、养阴生津的治法既有利于机体的恢复,又有利于邪之出入,有助于抢救中风患者及加快中风患者的恢复。

（七）生地黄在中风治疗中的应用

生地黄既能通过养阴、滋补肝肾以扶正,亦能通过清热凉血以祛邪,符合急性期中风治疗的基本原则。

生地黄,又称干地黄,为玄参科植物 *Rehmannia glutinosa* Liboseh. 的干燥块根,味甘,性寒,入心、肝、肾经,具有养阴生津的功效。《神农本草经》认为生地黄"主折跌绝筋;伤中,逐血痹,填骨髓,长肌肉"。《开宝本草》认为生地黄可以治疗男子五劳七伤,能补五脏内伤不足,通血脉,益气力,利耳目。《本草衍义》认为生地黄能够"补益肾水真阴不足"。生地黄主要含有糖类、氨基酸、环酸醚萜苷类及梓醇,地黄及其组方如六味地黄汤、地黄饮子等在临床上用于治疗脑卒中及其后遗症,可明显改善其神经功能状况,提示地黄的某些有效成分能够促进脑损伤后神经修复。研究表明地黄可防止脑组织缺血损伤和 ATP 耗竭,改善脑缺血再灌注致痴呆大鼠的学习记忆能力。

近年研究发现,地黄的主要成分之一梓醇具有利尿、缓泻、降血糖、保肝及延缓衰老等多种药理作用,能够保护神经细胞免受细胞毒性损伤,减少脑缺血后神经细胞凋亡;增加衰老CHOm2 细胞 M_2 受体密度,对缺血性脑卒中、脑外伤和帕金森病等多种脑部病变具有潜在的治疗价值。此外,梓醇还可上调脑缺血大鼠缺血周围区皮质生长相关蛋白-43(GAP-43)的表达,促进轴突再生,加速神经功能恢复。

课题组前期临床以生地注射液(上海中医药大学附属曙光医院院内制剂,批号:060228)治疗缺血性中风急性期也取得了满意的疗效,随后进行的机制研究显示,中药生地黄及其组分梓醇有促使神经细胞超极化,保护脑缺血损伤,减轻脑细胞凋亡的作用,显示中药生地黄及其组分梓醇对脑损伤具有保护作用。

该研究即是在前期研究的基础上,以中药生地黄免煎颗粒溶液灌胃的方式作用于MCAO 造模后的大鼠,选取了与神经细胞凋亡密切相关且备受关注的 *Bcl-2* 家族代表基因 *Bcl-2* 与 *Bax* 基因、抑制神经生长的主要神经生长抑制因子 Nogo-A 蛋白及其受体NgR 蛋白与基因、促进神经生长的 NGF 及神经细胞轴突再生的分子标志蛋白 GAP-43 基因。采用实时荧光定量 PCR 的方法观察基因 mRNA 的表达,用 Western Blot 方法观察蛋白质的表达,发现生地黄免煎颗粒能够在一定程度上对三种基因的表达产生影响,对缺血性脑卒中的治疗具备进一步深入研究和临床应用的潜在价值,值得进一步深入研究。

1. 关于大鼠脑缺血模型

成功的动物模型是动物实验研究中非常重要的第一步,在缺血性脑卒中实验研究中,由于与临床该病的发病情况相似,局灶性脑缺血模型是目前最常用的动物模型。

(1)实验动物的选取与造模方法:在实验动物的选择上,由于大鼠的脑血管循环系统与人类很相似,且动物价格便宜,取材容易,种系纯和性好,抗感染能力强,又便于进行大批量的实验,利于统计学处理,因此,研究人员选取 SD 大鼠作为中风模型的实验动物。

由于大脑中动脉(MCA)是人类卒中的多发部位,因此,MCAO 模型,被认为是局灶性脑缺血的标准动物模型,在绝大多数研究中,都选用 MCAO 模型,MCAO 模型的造模方法又分为开颅法、光化学法与线栓法,其中,线栓法是局灶性脑缺血模型中目前应用最多的造模方法。

研究人员在造模过程中发现线栓法 MCAO 模型以体重为 230~250 g(禁食 12 小时后体重为 200~220 g)的 SD 大鼠最合适,造模容易且成模率高。

在大鼠性别的选择上,由于雌性大鼠对牵拉等刺激过于敏感,且雌性激素对脑缺血损伤具有一定程度的保护作用,为保证造模后的一致性,研究人员选择了单一性别的雄性大鼠进行造模。

(2)麻醉剂的选择:在麻醉剂的选择上,目前文献报道有水合氯醛、苯巴比妥钠、戊巴比妥钠、乌拉坦及盐酸氯胺酮等麻醉,有研究认为水合氯醛、苯巴比妥钠及乌拉坦对体温、呼吸、酸碱度有明显影响且术后复苏缓慢。目前,制作 MCAO 模型,大多采用 10%水合氯醛。研究人员在实验中发现采用 3%戊巴比妥钠麻醉,大鼠个体对剂量耐受差异明显,麻醉剂量较难控制,麻醉后部分大鼠对牵拉刺激敏感,麻醉后颈部动脉充盈较好,但出血后往往较难控制。采用 10%水合氯醛之后,大鼠麻醉效果较好,剂量容易控制,一般采用 10%水合氯醛 3 ml/kg 体重,既能够保证麻醉深度,又不至于复苏时间过长。如果需要再灌注,建议用量调整为 3.5~4 ml/kg 体重,可以在大鼠清醒前抽出一部分线栓,完成再灌注。采用水合氯醛麻醉的缺点是大鼠体温下降明显,个别大鼠苏醒时间很长,需要注意保温。另外,个别大鼠麻醉后,呼吸道分泌物增加明显,容易造成呼吸困难,应注意呼吸道的通畅。

(3)线栓制作与选取:在线栓的制作上,目前多选用 4-0 尼龙线,将尼龙线头端烧成小的圆头或者在线栓插入端 5 mm 处涂敷石蜡。研究人员选择的是从北京沙东生物技术有限公司购买的柔韧适度的单丝尼龙线,并经显微操作烧制,头端包被多聚赖氨酸,并事先标记线栓,能够保证造模的稳定性与成功率。

(4)造模方式与评价:造模前,适当时间(一般 12~24 小时)的禁食,既能够减少术后大鼠出现肠梗阻的概率,也能够避免因手术后高血糖而使脑梗死的面积增加。

手术操作过程中,文献报道有 EC、CC71 和 CCA 几种不同的进线方式,研究人员采用了 CCA 进线的方式,此法操作简单,进线容易,手术时间较短,适合大批量造模。

MCAO 造模成功后,部分大鼠清醒后可出现同侧 Horner 征,表现为梗死同侧瞳孔缩小,眼裂变小,眼球内陷。如再出现向对侧转圈爬行、提尾向对侧旋转及提尾倒立时对侧前肢屈曲者,为造模成功。可在造模手术完成,大鼠清醒 2 小时后进行神经症状评分,目前采用的评分方法主要有 Bederson 法和 Zeal Longa 法,研究人员采用了 Longa 的 5 分法进行评分,该方法操作简单、评分容易,为大多数 MCAO 模型评分所采用。

在最初的模型制作过程中,研究人员发现有个别大鼠造模后最初出现的症状是向左侧转圈,但经过一定时间(1~2 天)后,会出现向右侧转圈的情况,经 MRI 检测后,证实这些大鼠的梗死部位仍在右侧。这一现象曾引起研究人员长时间的困惑,但对造成这种现象的原因目前尚未找到圆满的解释,需要在今后的研究中进一步加以关注。

在模型制作与评价过程中,研究人员深感建立标准化脑缺血动物模型是研究缺血性脑血管病非常重要的一环,严格控制造模过程中的每一个步骤,建立规范的模型评价标准是实验成功必不可少的先决条件。

通过造模后的神经功能评分及 Horner 征的观察,可证明模型造模成功。结合该实验中对模型组大鼠取材后大脑的观察及 HE 染色后脑组织的改变,再加上观测指标提示模型组与假手术组之间存在显著性差异,证明了该实验所进行的模型制作的可靠性。

2. 关于实时荧光定量 PCR 检测

实时荧光定量 PCR 技术,是指在 PCR 反应体系中加入荧光基团,利用荧光信号积累实时监测整个 PCR 进程,最后通过标准曲线对未知模板进行定量分析的方法。该技术不仅实现了 PCR 从定性到定量的飞跃,与常规 PCR 相比,它具有特异性更强、有效解决 PCR 污染问题、自动化程度高等特点,目前已得到广泛应用。

根据化学发光原理,实时荧光定量 PCR 可以分为两大类:一类为探针类,包括 TaqMan 探针和分子信标,利用与靶序列特异杂交的探针来指示扩增产物的增加;一类为非探针类,其中包括如 SYBR Green Ⅰ 或者特殊设计的引物(如 LUX Primers),通过荧光染料来指示产物的增加。

该研究采用实时荧光定量 PCR 的 SYBR Green 法检测大鼠 MCAO 造模之后的 mRNA 表达,SYBR Green Ⅰ 是一种结合于小沟中的双链 DNA 结合染料,与双链 DNA 结合后,其荧光大大增强,这一性质使其用于扩增产物的检测非常理想。在 PCR 反应体系中,加入过量 SYBR Green 荧光染料,SYBR Green Ⅰ 荧光染料特异性地掺入 DNA 双链后,发射荧光信号,而不掺入链中的 SYBR Green Ⅰ 染料分子不会发射任何荧光信号,从而保证荧光信号的增加与 PCR 产物的增加完全同步。实时荧光定量 PCR 检测较传统 PCR 检测更加方便、准确,且稳定性强,保证了检测结果的可靠。

3. Western Blot 检测在蛋白质检测中的作用

Westren Blot 检测是目前常用的检测微量蛋白质含量的方法,它通过 SDS - 聚丙烯酰胺凝胶电泳分离蛋白质的不同组分,并将凝胶上的蛋白质转移到固定相支持体(如硝酸纤维素滤膜)上,通过特异的抗体作为探针,对靶蛋白质进行检测。该技术结合了凝胶电泳的高分辨率和固相免疫测定的特异性、敏感性等多种优点,可检测低至 1~5 ng 中等大小的靶蛋白。

Western Blot 检测能够对蛋白质进行半定量分析,研究人员通过分析 Western Blot 实验得到的条带,得出其光密度,通过计算样品与 GAPDH 内参蛋白的比值,进行 Nogo - A 蛋白及 NgR 的相对表达量的比较,来了解大鼠 MCAO 造模后生地黄对 Nogo - A 蛋白及 NgR 表达的干预。

4. *Bcl* - 2、*Bax* 基因与脑缺血后细胞凋亡

脑缺血后细胞凋亡的发生可能与脑缺血再灌注损伤产生的自由基、EAA 和 Ca^{2+} 内流及蛋白质的磷酸化等因素有关外,更重要的是与细胞内活跃的基因表达有关。

Bcl - 2 家族是目前最受关注的凋亡相关基因,包括 *Bcl* - 2、*Bcl* - *x*、*Bax*、*mcl* - 1 和 *AL*,这些基因依其结构和功能分为促凋亡和抗凋亡两类。其中,Bcl - 2 和 Bax 是 Bcl - 2 家族中两类典型的抑制凋亡蛋白和促凋亡蛋白,*Bcl* - 2 基因表达可阻止细胞的凋亡,而 *Bax* 基因表达则有促进和诱导细胞凋亡的作用。

Bcl - 2 主要通过阻止细胞凋亡的早期环节而发挥作用,发生细胞凋亡时,*Bcl* - 2 家族蛋白通过成员间的异二聚体、磷酸化、蛋白质水解等方式,最终定位于线粒体膜,作用于线粒体与核孔复合体上的信号分子,控制信号转导,延长细胞生存时间。可阻止线粒体释放细胞色素 C,而减少细胞凋亡发生。此外,*Bcl* - 2 还能够直接对抗各种脂质过氧化反应,抑制脂质过氧化诱导的细胞凋亡。

Bax 是重要的凋亡促进基因,它参与脑组织中细胞凋亡调控的晚期环节。Bax 以非活性的形式分布于胞质中或细胞骨架上。当细胞受到死亡信号刺激后,Bax 能够通过增加线粒体膜通透性使其从胞质迁移到线粒体,并与抗凋亡蛋白发生相互作用,使抗凋亡蛋白丧失对细胞凋亡的抑制作用,并可导致促凋亡因子的释放,启动 Caspase - 3 的活化,从而诱导细胞凋亡。

目前认为,Bcl - 2 抑制细胞凋亡是通过与 Bax 形成异源二聚体来实现的。当 Bax 高表达时,Bax 同源二聚体形成,诱导凋亡;当 Bcl - 2 蛋白增加时,就形成比 Bax - Bax 更稳定的 Bcl - 2 - Bax 异源二聚体,从而能够削弱 Bax - Bax 二聚体诱导凋亡的作用,这似乎表明 Bcl - 2 与 Bax 的比例影响着凋亡的发生。

该研究发现,在 MCAO 造模造成大鼠脑缺血之后,在第 3、7、14 天的时间点 Bcl - 2 mRNA 的表达相对于假手术组明显减弱,采用生地黄兔煎颗粒溶液灌胃后,Bcl - 2 mRNA 的表达与模型组相比,没有出现显著性差异,证明生地黄兔煎颗粒对缺血性脑损伤后 *Bcl* - 2 基因的表达在造模后 3~14 天之间没有明显影响。

MCAO 造模后 *Bax* 基因的表达相对于假手术组同样有下降的趋势,从第 3~14 天,Bax mRNA 的表达呈现出先升后降的过程,在造模后第 7 天表达最为活跃;采用生地黄兔煎颗粒溶液灌胃后,在第 7 天时间窗上,Bax mRNA 的表达明显低于模型组。可见,生地黄兔煎颗粒用药后的第 7 天,对 Bax mRNA 的表达有抑制作用。以上说明生地黄可能是通过抑制促细胞凋亡基因 *Bax* 的表达而发挥缺血性脑损伤保护作用的,这可能是生地黄发挥缺血性脑损伤保护作用的途径之一。

5. Nogo - A、NgR 与脑缺血损伤后的神经再生

Nogo 是在中枢神经系统髓磷脂中发现的一种抑制轴突生长的蛋白质。3 种 Nogo 分子的羧基端 2 个跨膜区之间均存在一个 66 个氨基酸的结构域 Nogo - 66,它位于内质网腔

或细胞膜外,是 Nogo 分子功能区,可抑制中枢神经细胞轴突生长并能诱导细胞生长锥塌陷。除 Nogo-66 以外,Nogo 蛋白还具有另一具有抑制活性的结构域——amino-Nogo,重组 amino-Nogo 片段包括从 Nogo-A 氨基端到第一个疏水区的氨基酸序列,在体外实验中髓鞘的大部分抑制活性可以被针对这一片段的抗体中和。可溶性重组 amino-Nogo 和 Nogo-66 蛋白都具有独立的抑制活性,但两者在靶细胞特异性方面有所不同,amino-Nogo 不仅可以抑制神经细胞的生长,还可以抑制成纤维细胞的生长,而 Nogo-66 只能抑制神经细胞的生长。

Nogo 是中枢神经系统髓鞘磷脂中最重要的一种抑制轴突生长锥再生的蛋白质,它可导致生长锥塌陷并抑制神经细胞突起的延伸,也能够被特异性抗体 IN-1 识别。实验发现神经细胞在生长过程中对 Nogo 基因的表达变化特别敏感,针对 Nogo-A 的抗体可抵消中枢神经系统髓鞘在体外的抑制活性,证实 Nogo 蛋白具有强烈的中枢神经生长抑制活性。Nogo-66 仅能特异性地抑制神经纤维的生长,而 Nogo 氨基片段则除可阻断神经纤维生长外,还能抑制非神经细胞的伸展和迁移。

Nogo 蛋白发挥作用的受体称为 NgR,NgR 在中枢神经系统的多个不同类型的神经细胞中表达,其作为配基和信号传递与调节的功能域已经基本明确。由于 NgR 缺乏细胞内片段,所以其信号向细胞内转导必定要借助其他跨膜分子与 NgR 共同作用,才能将 NgR 接收到的来自髓磷脂的抑制信号传递到轴突胞质。NgR 能够通过与 Nogo-A 的细胞外的结构域 Nogo-66 结合而发挥作用,中枢神经系统髓磷脂中另外 2 种轴突生长抑制性蛋白质——MAG 与 OMgp,均通过 NgR 及与其相连的受体复合物发挥作用,Nogo-66 与 MAG 结合于 NgR 的不同位点,而 Nogo-66 与 OMgp 在 NgR 上的结合位点有重叠,故两者存在竞争。因此 NgR 似乎是中枢神经系统髓磷脂中各种轴突生长抑制性蛋白质发挥作用的集中点。NgR 由于在髓磷脂抑制轴突再生信号转导过程中特殊的靶分子效应,日益受到重视。

Nogo-A 的细胞外结构域 Nogo-66 能够通过三种方式与 NgR 结合,Nogo-A 通过多位点的相互作用激活 NgR 后,可启动神经细胞内的信号转导通路,抑制轴突再生和结构的重塑性。另外,Nogo-A 还可通过下调轴突生长相关基因发挥抑制神经生长的作用,但此抑制作用的胞内信号转导机制目前尚不清楚。

该研究发现,在 MCAO 造模后第 3~14 天,Nogo-A mRNA 的表达下降明显;造模后 Nogo-A mRNA 的表达呈现先升后降的趋势,三个时间点上,以第 7 天的表达最为活跃;采用生地黄免煎颗粒溶液灌胃后,在第 7 天时间窗上,Nogo-A mRNA 的表达明显低于模型组。可见,生地黄免煎颗粒用药后的第 7 天,对 Nogo-A mRNA 的表达有抑制作用,提示采取生地黄免煎颗粒溶液灌胃的方式进行干预,具有下调神经生长抑制因子 Nogo-A mRNA 表达的作用;通过 Western Blot 方法在蛋白质水平上进行的观察发现,MCAO 造模后 Nogo-A 的表达呈现升高趋势。在用药之后,这种趋势受到明显抑制,且在第 14 天,与模型组出现了显著性差异。由此可见,生地黄免煎颗粒能够下调大鼠脑缺血后造成的神经生长抑制因子 Nogo－A 的表达,对中枢神经损伤后的再生能够起到积极作用。

在 MCAO 造模后第 3～14 天,发现 NgR mRNA 的表达也有下降的倾向,但这种下降似乎情况比较复杂,经统计学检验未发现显著差异,结合数据分析推测,这可能与不同个体之间的差异较大有关,需要进一步深入研究;采用生地黄干预以后,NgR mRNA 的表达出现了先下降后上升的趋势,但与模型组相比也未出现明显统计学意义,仅在造模后第 7 天时与假手术组相比 $P<0.05$,这种情况可能同样与个体间的差异有关。通过 Western Blot 方法在蛋白质水平上进行的观察发现,MCAO 造模后蛋白质的表达在第 3 天较低,其后呈现上升的趋势,但仅在第 7 天出现了统计学差异。采用生地黄干预以后,NgR 的表达出现了明显下降。这说明生地黄具有下调脑缺血后神经生长抑制因子受体表达的作用。通过对第 3～14 天的观察还发现,模型组和用药组 NgR 的表达变化较明显。由于 NgR 不仅是 Nogo－A 蛋白受体,还是另外两种神经生长抑制因子 MAG 与 OMgp 的共同受体,其下调机制有必要进一步研究探讨。

6. NGF、GAP－43 与神经再生

NGF 是 20 世纪 50 年代初在小鼠肉瘤细胞内发现的第一个神经营养因子,是一类由神经细胞、神经支配的靶组织或胶质细胞产生的能促进中枢和外周神经分化、生长和存活的活性蛋白质。

NGF 是神经系统中最重要的生物活性物质之一,它对神经细胞的存活、生长发育、分化、再生及功能维持具有不可替代的调节作用。脑缺血造成的脑损伤,往往伴随着 NGF 表达的增加,这种增加可以提高神经细胞存活率和促进神经细胞伸长,但这种增加在神经损伤后持续时间很短,难以对缺血脑区产生全面而持久的保护作用。临床研究也提示急性脑血管病患者的预后可能与血中 NGF 的变化有一定的关系。

GAP－43 是近年来分离鉴定的一种钙调蛋白结合胞膜磷酸蛋白,对神经细胞生长、发育和轴突再生有明显的促进作用,是神经细胞轴突再生的分子标志。在神经系统发育和损伤再生等事件中,常能监测到 GAP－43 在 mRNA 和蛋白质水平上表达上调。因此,国际上将 GAP－43 作为神经生长发育和损伤修复等神经可塑性研究的首选分子探针。Stroemer 等发现大鼠脑缺血损伤区周围的皮质中 GAP－43 表达上调,且存在一定的时空分布特点,其表达与运动功能的恢复时间存在相关性。

尽管 NGF 和 GAP－43 均对神经细胞的生长、发育和再生能够起到促进作用,但在该研究中研究人员试图通过对 NGF mRNA 的观察来探讨生地黄能否通过促进 *NGF* 基因的表达来促进神经再生,通过对 GAP－43 mRNA 表达情况的观察,了解受损神经细胞有无再生的信号。

在 MCAO 造模造成脑缺血损伤之后,NGF mRNA 的表达出现了下降趋势,且在第 14 天时存在统计学意义;这种趋势经中药生地黄免煎颗粒干预后,没有明显改变,提示以目前的用药量与给药方式,尚不能对脑缺血造模后神经生长因子的表达产生明显影响,需要进一步研究探讨。而神经细胞轴突再生的分子标志 GAP - 43 mRNA 的表达,与 NGF mRNA 的表达类似,在造模后,出现了明显的下降趋势,但这种趋势通过生地黄免煎颗粒灌胃干预后,在第 3 天和第 14 天有上升倾向,但这种倾向尚无统计学意义,需要进一步深入研究。

尽管实验揭示出生地黄免煎颗粒灌胃的方式能够抑制 *Nogo - A* 基因及其受体的表达,但该实验未发现通过生地黄免煎颗粒灌胃方式干预促进神经损伤后再生的直接证据,除可能与神经生长和再生的机制复杂,不仅需要下调多种神经生长抑制因子,还需要多种神经营养因子的正常表达及缺血脑组织处于适宜内环境有关外,也可能与用药剂量或用药时间较短有关,需要在今后的研究中进一步深入研究。

7. 对研究中一些问题的思考

在该研究中,研究人员采用生地黄免煎颗粒灌胃的方式干预 MCAO 造模后的 SD 大鼠,分别观察了细胞凋亡相关基因、神经再生抑制基因与蛋白质,以及促进神经生长与再生的基因三类基因或蛋白质的表达,通过对不同组别与时间窗进行比较,发现了一些共同规律,值得认真思考。

相对于假手术组,该研究观察到几乎所有基因 mRNA 的表达都出现了明显的下降,这可能是 MCAO 造模本身引起的病理变化,也有可能与永久性梗死后造成的缺血半暗带血循环障碍有关。另外,该研究的取材是参照有关文献进行的,取材部位是距额极 5 mm 处切取 2 mm 厚的区域,在取材过程中,所取部位并非全部是正常脑组织,其中包含了缺血半暗带,甚至包含部分坏死组织,这也可能是造成造模后相关基因 mRNA 表达下降的原因。今后,在类似的研究中,需要进一步规范取材部位与方法,甚至同时观察造模后对侧脑组织相关基因的表达情况,进行比较研究。

通过几种基因的表达情况比较,还发现存在以下规律,即与模型组相比,生地黄对相关基因表达的上调或下调,具有统计学意义的组别往往是用药第 7 天以后,这可能与通过免煎颗粒灌胃的方式药物开始应用到发挥出作用需要一定的时间有关,这与口服中药煎剂的开始起效时间大体一致;对于 Nogo 蛋白及其受体 NgR 的表达,具有统计学意义的组别出现在用药后第 14 天。mRNA 和蛋白质表达的对比,似乎表明中药对基因表达干预过程中,对 mRNA 水平的调控显效时间可能稍稍早于蛋白质水平。

该研究中,生地黄免煎颗粒溶液作用于 MCAO 模型后,对于 Bax mRNA 和 Nogo - A mRNA,相对于模型组,具有统计学意义的时间窗位于造模用药后的第 7 天,在第 14 天反而下调作用变得不明显。这可能与用药过程中机体对药物的敏感性下降有关,与中医临床治疗疾病中的某些经验相符合。这一现象还提示,临床治疗缺血性脑血管病早期治疗的重要性,同时,也证实临床掌握用药时间窗的必要性。

将 Bax mRNA 和 Nogo - A mRNA 的表达在用药组、模型组和假手术组三组别不同时间窗的变化进行对比可以发现,Bax mRNA 和 Nogo - A mRNA 的表达变化趋势非常相似,这是该实验中发现的一个非常有趣的结果,这两种基因的表达是否有着某种关联,值得进一步探讨。

尽管许多样本在相同组别或相同时间窗,出现了上升或下降的趋势,但是由于没有统计学意义,尚不能得出明确的结论。再加上该实验观察的时间较短,对于 14 天之后的远期疗效,尚不能给出结论。今后,拟通过进一步完善设计严格各项操作、适当延长观察周期的方法做进一步的观察。

五　结论

通过生地黄免煎颗粒溶液灌胃的方式干预大鼠 MCAO 模型,能够在一定程度上对 Bax 基因、Nogo 基因及 NgR 的表达产生影响;按体表面积折算相当于成人 10 倍量的生地黄免煎颗粒溶液灌胃干预 MCAO 模型大鼠,在第 3~14 天期间,未发现明显的促进神经再生作用。

第四节　脑宁康颗粒治疗急性缺血性脑卒中的临床疗效分析(2014 年)[4]

一　目的

通过临床随机对照试验,探索具有清热解毒活血功效的脑宁康颗粒治疗急性缺血性脑卒中的疗效,内容涵盖神经功能恢复、生活能力提高、病残程度减轻及中医证候要素改善等。

二　方法

符合入组标准的患者随机进入试验组和对照组。两组总共入组病例 100 例,试验组入组病例 49 例,脱落 1 例,完成观察病例 48 例;对照组入组 51 例,因死亡、出血各排除 1 例,脱落 1 例,完成观察病例 48 例。试验组给予脑宁康颗粒剂 14 天+标准化基础治疗;对照组给予标准化基础治疗。应用 NIHSS 评分表、Barth 指数和改良的 Rakin 评级三个国际公认的量表分别评价患者神经功能缺损、日常生活能力及病残程度;并用缺血性中风证候要素诊断量表评价患者中医证候要素变化程度,观察 90 天(0 天、7 天、14 天、90 天)。

三　结果

(1) 两组入组时年龄、性别、吸烟、饮酒等基线因素具有一致性($P>0.05$)。

(2) 神经功能评价:两组 0 天 NIHSS 评分无统计学差异($P=0.527$);观察 90 天时脑宁康干预急性缺血性卒中后较对照组患者神经功能缺损有明显的改善。组间无统计学意义($P=0.097$),组内时间因素显著($P=0.000$),且组间与时间因素有交互作用($P=0.001$)。脑宁康组显愈率为 81.3%,对照组显愈率为 56.3%,两组显愈率具有差别,脑宁康组的神经功能恢复优于对照组($P=0.008$)。

(3) 生活能力评价:两组 90 天时脑宁康组较对照组生活能力(BI 指数)明显较好($P<0.001$)。其中 BI 指数≥75 分的试验组有 43 例,占 89.6%,对照组有 31 例,占 64.6%,提示试验组基本可生活自理的患者比例明显高于对照组;$Z=-2.840,P=0.005$,可见治疗 90 天后中药干预组日常生活能力明显优于对照组,中药治疗急性缺血性卒中 90 天后患者日常生活能力有所提高。

(4) 病残程度评价:两组 90 天时 mRS 评级≤2 级的试验组占 87.5%(42 例),对照组占 66.7%(32 例),提示两组治疗 90 天时脑宁康组病残程度≤2 级者比例高于对照组,两组疗效具有统计学意义($P=0.012$),脑宁康组病残程度较对照组轻;但在各年龄段上无明显差异($P=0.540$)。

(5) 中医证候疗效评价:两组患者入组时中医证候要素无统计学意义($P=0.221$);治疗 14 天时两组中医证候要素均有明显改善,且脑宁康组明显优于对照组(均 $P<0.001$)。其经统计学分析,证型因素对中医证候疗效有影响,最显著的为气虚血瘀证($P=0.036$)。对两组风痰火亢证与风痰瘀阻证的疗效进行分析后发现其中医证候要素均有所改善(均 $P<0.001$),且脑宁康组优于对照组(P 分别为 0.001、0.046)。此外,性别、高血脂、年龄是中医证候疗效评价的影响因素($P=0.041,P=0.001,P=0.033$),男性中医证候疗效优于女性($OR=2.61$),血脂控制正常者中医证候疗效优于血脂偏高者($OR=5.13$)。饮酒、吸烟、高血压、高血糖与中医证候疗效的 logistic 回归分析无统计学意义($P=0.189,P=0.368,P=0.105\ P=0.189$)。

四　讨论

　　脑梗死，又称缺血性脑卒中，是指脑部血液循环障碍，缺血、缺氧所致的局限性脑组织的缺血性坏死的活软化，在中医学中属"风"证，张机曰"夫风之为病，当令人半身不遂"，居四大难证之首。本病多见于 40～80 岁的中老年患者，多伴有高血压、糖尿病、血脂异常、心房颤动、肥胖等危险因素。风善行而数变，故本病发病多急，病情变化多迅速。常在安静状态下发病，发病多有单侧肢体活动障碍、言语障碍、感觉障碍等局灶性神经功能缺损的症状，或可伴有意识障碍。根据不同的发病原因、发病部位，本病可分为动脉粥样硬化性脑梗死、脑栓塞、腔隙性脑梗死和脑分水岭梗死等，是中国第二大疾病死亡原因。且存活的患者中，致残率也约为 50%，给社会和家庭带来极大的负担。由此可见，对于缺血性脑卒中的防治刻不容缓。

（一）缺血性卒中的主要病因病机

　　1. 古代中医学对中风的认识
　　在中医学发展伊始，对中风的记载始于《灵枢》："虚邪偏客于身半，其入深者，内居荣卫，荣卫衰则真气去，邪气独留，发为偏枯，偏枯者，半身不遂也。"虽没有明确的病名，但对于它的研究并不鲜见。从"薄厥""偏枯""瘖痱"等记载可见《黄帝内经》从意识、体征等方面形象地表达了中风的外在症状，此外对其病因病机认识亦有迹可循。《素问》曰："风中五脏六腑之俞，所中则为偏风""大怒则气绝，而血菀于上，使人薄厥""风之伤人也，或为寒热，或为热中，或为寒中，或为疠风，或为偏枯"。
　　《医林改错·半身不遂论叙·半身不遂论》曰："半身不遂，病本一体，诸家立论，竟不相同。"古代中医学对中风的认识主要分"外风致病""内风致病""内伤外感相兼致病"及"肝风内动致病"四个阶段。
　　唐宋以前，中风以"外风致病"立论。《金匮要略·中风历节病脉证并治》不仅首次记载了"中风"一词，并叙述了中风的主要症状表现和外风致病的脉象特点——"夫风之为病，当半身不遂，或但臂不遂者，此为痹；脉微而数，中风使然"。《千金方》主要对中风进行了总结——"岐伯所谓中风，大法有四：一曰偏枯，谓半身不遂也。二曰风痱，谓身无疼痛，四肢不收也。三曰风懿，谓奄忽不知人也。四曰风痹，谓诸痹类风状也"，从中风的发病特点出发，认为中风为"外风所致"——"是以古之名医，皆以外中风邪，立方处治"。
　　唐宋以后逐渐以"内风致病"立论。以《素问玄机原病式》为代表，认为中风主要为肝火暴盛，心火亢盛，诸火化风所致，"所以中风瘫痪者，非谓肝木之风实甚而卒中之也，亦非外中于风尔""心火暴甚，肾水虚衰，不能制之，则阴虚阳实……而卒倒无所知也"。但追

93

其所致皆为内风："中风之症，适因分怒伤肝，肝气上升为火，火无所制，火载痰壅，遂至不救矣。气也，火也，痰也，其实一源流也""凡人风病，多因热甚，而风燥者，为其兼化，以热为其主也"。

金元时期，以金元四大家为首，对中风的病因病机提出了不同的观点。刘元素提出"火热致病"，云："中风者，非肝木之风内动，亦非外中于风，良由将息失宜，内火暴甚，水枯莫制，心神昏昧，卒倒无所知，其论专主于火。"李杲认为"因虚致病"，曰："中风者，气虚而风邪中之，病在四旬以后，壮盛稀有，肥白气虚者间亦有之。"朱震亨认为"痰湿致病"，言："西北气寒，有中风；东南气湿，非真中风。皆因气血先虚，湿生痰，痰生热，热生风也。其论专主于痰，湿痰是其本也。"

至明代则以"内伤外感相兼致病"立论，以《医学正传》为代表："夫中风之证，盖因先伤于内而后感于外之候也，当有标本轻重之不同耳。"

近代则主要认为"肝风内动致病"。《临证指南医案》曰："内风，乃身中阳气之变动。肝为风脏，因精血衰耗，水不涵木，木少滋荣，故肝阳偏亢，内风时起。"

2. 现代中医学对中风的认识

现代中医学者对中风病因病机亦有不少观点提出，孟令军等提出"热毒生风""气阴两虚生风""气虚血瘀生风"等学说；王永炎院士提出"毒损脑络"学说，认为"毒邪"在中风致病过程中起着至关重要的作用。虽然记载"从毒论治中风"的文献少有，但从"火热"论治中风的记载却不鲜见。《重订灵兰要览·中风》云："中风将发之前，未有不内热者。热极生风，能令母实，故先辈谓以火为本，以风为标，治法先以降心火为主。心火即降，肝风自平矣。"魏江磊教授通过总结多年临床工作经验，认为中风多由热起，并提出"热—毒—中风"的假说，指出中风发生和演化多与心、肝病变紧密相连，肝为风脏，肝木烈直，郁而为火，生风上逆，清窍不宁而神昏；心为君主之官，心火亢盛，热极生风，风火上扰，元神不静。风火互生，火热之邪灼血炼液，痰瘀内生，毒邪炽盛。

何为毒？尤怡在《金匮要略心典》中指出："毒，邪气蕴蓄不解之谓。"经过现代研究发现毒具有骤发性、广泛性、酷烈性、从化性、火热性、兼夹性等特点，是中风的主病机，贯穿整个发病的过程。缺血性脑卒中主要由吸烟、饮酒、三高（高血压、高血脂、高血糖）等一系列因素导致血管内皮损伤，经过各种炎性因子的毒性反应形成动脉粥样硬化，最终导致脑动脉闭塞。脑动脉闭塞后，缺血缺氧的神经细胞，在氧自由基、兴奋性氨基酸、白细胞介素等一系列炎症因子的包围下，产生了不可逆的损害。这些在缺血性脑卒中急性期产生的一系列电化学连锁反应，中医认为均由"热毒"所引。《成方便读》云："毒者，火邪之盛也。"《备急千金要方》曰："饮食过多则结积聚，渴饮过量则成痰。"《素问·通评虚实论》曾明确指出："……仆击，偏枯……肥贵人则高粱之疾也。"《医方考》："中风，手足不用，日久不愈者，经络中有痰湿死血也。"说明嗜食肥甘厚味可使痰湿内盛，痰湿日久可化热生瘀。火热煎熬，血得热则煎熬成块，化为瘀血；火为痰之本，痰为火之标，火热蒸灼津液，化为痰湿。《血证论》中云"血积既久,亦能化为痰水""但知痰水之壅,由瘀血使然",火热痰瘀相互转化,形成恶性循环,成为中风发病的主要病因病机。

3."热—毒—中风"假说

火热、痰浊、瘀血之间相互促进,共同构成"热—毒—中风"的病理基础,治疗上采用清热解毒活血法:清热以断火之势,解毒活血以清火之变。

(二)清热解毒活血法

1. 清热解毒活血法的研究基础

有研究显示缺血性患者入院 14 天内风、火、痰、瘀等不同证候要素之间存在相关性。中风属"风证",瘀血是热毒最终的产物,正如"治风先治血,血行风自灭"之治法,清热解毒法使热散毒解,瘀血去除,则风自灭。狭义上人们认为清热解毒主要是以金银花、连翘等清热解毒药物治疗痈疽疮疡等热证,然临床应用不仅于此。清热解毒通过发汗、活血、祛痰、息风等方法达到目的。清热解毒活血法之要为四:① 清心疏肝以绝毒源;② 清热泻火以轻毒势;③ 活血化瘀以畅血脉;④ 调气通腑以祛毒邪。正如《医学源流论·病·中风论》:"中风乃急暴之症,其为实邪无疑。天下未有行动如常,忽然大虚而昏仆者,岂可不以实邪治之哉?"即以"清"法解"热"之实邪。

现代研究发现清热解毒法可抑制有害物质的生成,清除炎症氧化因子,改善脑血流,强化神经保护蛋白质的表达,从而达到神经保护的作用。周庆博等通过实验研究发现清热解毒法可通过降低脑缺血大鼠血中 SOD、MDA 等氧化因子的含量,清除自由基,抑制炎性因子 TNF 的释放等作用途径保护神经细胞及稳定神经细胞结构。李徐等研究发现安宫牛黄丸可强化脑组织缺血后热休克蛋白 70(HSP70)的表达,减少局灶性梗死灶的大小,且使 HSP70 蛋白阳性细胞明显增多,有效增加 HSP70 蛋白在缺血性脑损伤过程中阳性细胞的数量和表达,达到神经保护作用。宋文婷对临床常见治疗缺血性脑卒中的具有清热解毒作用中成药及其注射剂的 39 项临床随机对照研究进行研究分析,结果显示清热解毒药物干预组不管在改善神经功能评分方面,还是在调节神经炎症因子等方面都有明显的优势。虽然临床对于清热解毒活血法干预缺血性脑卒中急性期的应用遍地可寻,然人们对其真正的机制却仍不是十分明确,需要研究人员不断地探索。魏江磊教授在其"热—毒—中风"假说的指引下,根据清热解毒活血法的理论基础,创立了脑宁康方。

2. 脑宁康方

(1)脑宁康组方分析:脑宁康方是以具有清热解毒功效的野菊花、蚤休,清热活血功效的生地黄、丹参、川芎,佐以清热通络的地龙组方而成,具有清热解毒活血之功效,亦可凉血、行气、通络。方中以野菊花、蚤休清热解毒,祛心、肝之火热燎原之势,为君药;生地黄、丹参活血化瘀,兼以凉血滋阴,以助君之功,共为臣药;地龙息风通络,川芎性温,活血行气,佐诸药之苦寒,与地龙畅通血脉,使毒解热散,共为佐药。

1）野菊花：味苦、辛，性微寒，归肝、心经，具有清热解毒之效。《陆川本草》言其"清热解毒"。现代药理研究表明野菊花具有抗炎、抗血小板聚集等作用。一项研究通过体内和体外脑缺血模型发现菊花水取物能显著提高人神经母细胞瘤 SK－N－SH 细胞在葡萄糖剥夺的环境中的生存能力，野菊花还具有神经保护作用。

2）蚤休：味苦，性微寒，归肝经，具有清热解毒、消肿止痛、凉肝定惊之效。《生草药性备要》言其"补血行气，壮精益肾，能消百毒"，《本草汇言》言其"蚤休，凉血祛风，解痈毒之药也"。现代药理研究发现蚤休具有消炎、止血、抗氧化、脑保护等作用。多项研究发现蚤休及其提取物通过干预氧化损伤后的细胞凋亡及细胞缺血缺氧后炎性因子的清除等途径达到神经保护的作用。

3）生地黄：味甘、苦，性寒，归心、肝、肾经，具有清热凉血、养阴生津之效。《药性论》言其"解诸热，破血，……能消瘀血"。患者虚而多热，加而用之。现代药理研究表明生地黄及其提取物具有降压、抗炎、镇静、强心等作用。此外，宋红普等研究发现生地黄免煎颗粒能够在特定时间段抑制大脑中动脉闭塞后上调的 Nogo－A mRNA 的表达，有利于缺血性脑损伤后神经再生，起到神经保护的作用。

4）丹参：味苦，性微寒，归心、心包、肝经，具有活血调经、祛瘀止痛、凉血消痈、除烦安神之效。《本草便读》言"丹参，功同四物，能祛瘀以生新，善疗风而散结，性平和而走血……"现代药理研究表明其具有抑制血小板聚集、抗动脉硬化、保护心肌、保护神经等作用。丹参酮ⅡA 是丹参的重要成分，它治疗局灶性脑缺血时可通过降低脑组织 TNF－α、IL－1β、单核细胞趋化蛋白（MCP－1）等炎症因子的含量，降低过氧化物酶活性及脑组织含水量，增加 SOD、ATP 含量，抑制再灌注损伤炎症反应等各种途径，从而减轻氧化损伤和改善能量代谢，可明显降低梗死面积，起到脑缺血再灌注的保护作用。

5）川芎：味辛，性温，具有活血行气、祛风止痛之效。《本草汇言》："……味辛性阳，气善走窜而无阴凝黏滞之态，虽入血分，能祛一切风，调一切气。"现代药理研究表明川芎具有改善心肌耗氧、抑制血小板聚集、预防血栓形成等作用。川芎嗪是川芎中提取的最重要的成分，它对脑再灌注损伤的神经保护作用被认为是通过抗血小板聚集、抑制中性粒细胞活化等介导的。有研究发现，川芎嗪亦可通过抑制细胞凋亡对缺血再灌注损伤起到保护作用。

6）地龙：味咸，性寒，具有清热定惊、利尿、通络、平喘之效。《本草纲目》言其"主伤寒疟疾，大热狂烦，及大人小儿小便不通，急慢惊风，历节风痛"。现代药理研究表明地龙具有抗凝、抗炎、降压、神经保护等作用。

（2）脑宁康复方研究：脑宁康复方具有清热解毒活血功效，可通过调控血糖、血液黏度等改善血液循环；并可通过调节炎性因子、细胞凋亡机制等，强化缺血预适应机制，增强神经细胞对缺血、缺氧的耐受性，起到神经保护作用。

魏江磊教授用脑宁康颗粒干预脑缺血预处理后大鼠模型，发现脑宁康可通过干扰

HSP70,诱导和强化缺血预适应过程,稳定神经细胞结构,增加脑细胞对缺血、缺氧的耐受能力,从而达到神经保护的效应。此外,脑宁康颗粒可稳定血小板表面P选择素(CD62P),其效应与对照组阿司匹林持平。临床应用脑宁康颗粒对中风先兆证进行疗效观察,发现脑宁康复方通过改善血管内皮、神经调节及炎症、氧化损伤等不同作用途径,对患者便秘、烦躁易怒、口干、口苦等中风先兆症状有明显的改善作用,并有效控制中风的发生。该研究前期进行疗效评价时亦发现脑宁康干预缺血性脑卒中急性期,使患者3个月后生活能力、病残程度、神经功能缺损程度都在一定程度上得到更好的改善,并通过相关指标的分析发现,脑宁康颗粒可对血脂、血糖、凝血功能、急性炎症反应、神经元特异性烯醇化酶(NSE)等进行调节,对中医证候,特别是风火上扰证,改善明显,体现了清热解毒活血法对缺血性脑卒中急性期的有效性。

3. NIHSS评分、BI指数和Rankin分级

该研究使用NIHSS评分、BI指数、Rankin分级来评价急性缺血性脑卒中患者治疗90天后神经功能缺损程度、日常生活能力及病残程度。

NIHSS评分是对急性中风疗效预测的一个不可或缺的工具,主要用于评价患者的神经功能缺损程度。两组90天后NIHSS评分均有所改善,脑宁康组(试验组)神经缺损恢复≥46%的比例高于对照组,对神经功能缺损疗效较对照组显著($P = 0.004$)。

BI指数和Rankin分级具有较好的可靠性和真实性,并被作为对中风长期功能和结果的评价工具。该研究显示90天后的BI指数与Rankin分级:BI指数≥75分的患者比例明显高于对照组($P = 0.005$);Rankin分级≤2级者比例明显高于对照组($P = 0.012$)。提示脑宁康能有效改善缺血性患者90天时的生活能力和病残程度。

4. 中医证候疗效

随着人们生活水平的不断提高,代谢综合征已经登上了人类疾病谱的舞台,一系列由代谢综合征引起的疾病也逐渐增多并影响着人类的健康。缺血性卒中就是受代谢综合征影响的严重危害人类健康的疾病之一。被人们普遍承认的引起缺血性卒中的危险因素有高血压、血脂异常、动脉粥样硬化等,而膳食结构、饮酒、吸烟、肥胖、缺乏体育锻炼等并未有明确的证据显示是缺血性卒中发生的危险因素。"热—毒—中风"理论以毒为根本,然年龄和性别及不良生活行为、高血脂、高血糖、高血压等因素均可影响毒在体内的形式及演变过程,影响患者的预后。相关影响因素与中医证候疗效关系如下。

(1)年龄和性别:性别和年龄是影响缺血性中风及康复的重要因素。李杲认为中风多在四旬。《素问·上古天真论》曰:"女子七岁,肾气盛,齿更发长……六七,三阳脉衰于上,面皆焦,发始白;七七,任脉虚,太冲脉衰少,天癸竭,地道不通,故形坏而无子也。丈夫……五八,肾气衰,发堕齿槁;六八,阳气衰竭于上,面焦,发鬓颁白;七八,肝气衰,筋不能动,天癸竭,精少,肾脏衰,形体皆极;八八,则齿发去""男不过尽八八,女不过尽七七,

而天地之精气皆竭矣"。Falconer 等通过研究发现年龄因素可能会影响住院的中风患者的康复转诊、治疗和预后,尤其是 75 岁以上的患者。该研究显示 50~65 岁年龄对中医证候疗效优于<50 岁及 66~80 岁年龄段患者($OR = 2.85$)。参照中风先兆证研究:风、火、痰毒内盛主要集中在 51~60 岁,且心、肝损伤亦主要集中在此年龄段。此可能与各年龄段机体气血阴阳分布、脏腑病变、病机演变不同有关。

前期进行的中风先兆证的研究发现,男性与女性均可出现烦躁易怒、便秘的火热之象,并且男性还可出现弦数脉。因女子属阴,男性火热症状较女性显著,风、痰之毒亦重;女性主血主肝主阴,以血瘀之症为主,血不利则为水,湿性黏腻;男性与女性的生理差异导致毒邪偏重亦不同,可能是导致 14 天后中医证候疗效的差异。

(2)不良生活行为:"烟为辛热之魁,酒为湿热之最"。纵酒、纵烟则痰火内生,火热灼血为瘀;肝木化风,风夹痰夹瘀,上扰清窍,发为偏枯。《中藏经·论血痹》:"血痹者,饮酒过多,怀热太盛。或寒折于经络,或湿犯于荣卫,因而血抟,遂成其咎……"《临证指南医案》:"……饮酒厚味,酿湿聚热,渍筋烁骨……""痰火郁遏,气滞,吸烟上热助壅,是酒肉皆不相宜,古称痰因气滞热郁,治当清热理气为先"。《张聿青医案·肿胀》:"吸烟之体,湿痰必盛。"He Y 等在西安进行的为期 35 年的吸烟行为和随后死亡率风险变化的队列研究发现,患缺血性卒中的风险吸烟者较未吸烟者增加,继续吸烟者是戒烟者的 0.76 倍,戒烟 8 年以上者是戒烟 2~7 年者的 0.84 倍。该研究 96 例完成观察患者中吸烟者占 9.4%,饮酒者占 3.1%,两组入组时基线均衡($P>0.05$),对 14 天后中医证候疗效影响无统计学意义(P 分别为 0.059、0.189)。

(3)"三高"和中医证型:嗜食肥甘厚味、久坐久卧、缺乏体育运动等不良生活行为均可影响卒中的风险。一项大规模汇总分析提示,降压、降胆固醇、降糖可使体重指数(BMI)相关的卒中风险降低 3/4。因此,对于未发生急性缺血性脑卒中的患者要进行入院宣教(戒烟、戒酒、适当运动、控制体重等)。有高血压、糖尿病、高脂血症者应积极控制血压、血糖和血脂的水平。

《黄帝内经》曰:"凡治消瘅、仆击、偏枯、痿、厥、气满发逆、肥贵人,则高梁之疾也。"《临证实验录》:"酒能困人,先圣垂箴。而猛噬豪饮,为当今之时风。泳于宦海者,日日饮宴,觥筹交错,水陆毕陈。年轻气盛者,贪杯逞能,饕餮不谦。尽管形似发福,实为痰浊内匿,弥漫五脏六腑,沉积肌肤络脉。高血压、高血脂、高血糖悄然附身,犹不自知。"强调了高血脂、高血压、高血糖可致湿热内聚,津液凝聚为痰,气血停滞为瘀,阳热引动肝风,毒邪内炽,阻滞经络,发为偏枯,气逆于上,发为薄厥。

该研究中有高血压病史患者 64 例(66.7%),有糖尿病病史患者 29 例(30.2%),风痰火亢证、风痰瘀阻证的患者分别为 32 例(33.3%)和 30 例(31.3%)。治疗 14 天后脑宁康组(试验组)较对照组有明显的改善($P = 0.024$);入组时血糖偏高与血压偏高对 14 天时中医证候疗效的影响不显著($P>0.05$);血脂偏高对 14 天时中医证候疗效的影响显著

（$P=0.001$，$OR=5.13$）；气虚血瘀证（$P=0.036$）对 14 天时中医证候疗效的影响较明显。血脂是缺血性脑卒中的重要危险因素，多年来人们围绕这个话题"如何控制血脂，怎样控制血脂"不断地探索。Xu T 等从血脂与急性缺血性脑卒中的多元 logistic 回归分析中得出血清 TC、LDL‐C 和 HDL‐C 水平与急性缺血性脑卒中呈正相关。可见血脂异常可增加缺血性脑卒中的风险。血脂异常在中医证候上往往表现为脾虚痰浊内盛。丰胜利等研究发现痰、瘀、虚与高脂血症具有相关性。早期多表现为痰浊内阻，随着病情的发展，气滞血瘀和气血不足逐渐占据主导地位。"三高"者，或为痰湿之体，或为火旺之体，或为血瘀之体。痰湿之体则痰湿内聚，化热化瘀；火旺之体则火邪灼血为瘀，炼液为痰；血瘀之体则瘀阻气滞，痰湿内停，久居为火。中风本虚标实，急性期以"心肝火旺"为主线，火热之邪，最易迫津外泄，消灼津液，使人体的津液耗伤。《诸病源候论》："风偏枯者，由血气偏虚，则腠理开，受于风湿，风湿客于半身，在分腠之间，使血气凝涩，不能润养，久不瘥，真气去，邪气独留，则成偏枯。"说明火邪致病，耗伤津血，气随津伤，气随血伤，则中风除见有口干、便秘、烦躁易怒等明显的热象外，亦可见乏力、倦怠、语声低微等气虚的症状和口唇紫暗、舌有瘀点瘀斑等瘀血的症状。脑宁康颗粒以清热解毒为主，活血为辅，野菊花、蚤休、地龙可解痰瘀、火热、肝风之毒，亦以生地黄、丹参补虚活血，以显脑宁康颗粒治疗急性缺血性脑卒中之特效。

（4）COSP 分型：以头颅 MRI 或头颅 CT 为参考，根据 COSP 分型标准，分为 TACI、PACI、POCI、LACI 四型。此前有相关中医证候要素与 COSP 分型的研究，研究显示 COSP 不同的分型在不同时间点的演变有其各自的特征。在发病 14 天内，TACI 的核心证候囊括风、火、痰、瘀、虚；PACI 在证候演变过程中最终转变为痰湿和血瘀；PACI 和 LACI 核心证候基本为内火和血瘀。且不同分型在出现核心证型的同时可合并出现其他证型，且与实践因素相关。该研究 96 例完成观察患者中有 TACI 1 例（1%），PACI 54 例（56.3%），POCI 31 例（32.3%），LACI 10 例（10.4%），两组 COSP 分型无显著差异（$x^2=1.764$，$P=0.623$）。入组时 COSP 分型与中医证候无相关性（$x^2=14.802$，$P=0.252$，列联系数 $CP=0.366$），且 COSP 分型不是影响中医疗效的因素（$P>0.05$）。但并未对单一证候与 COSP 分型的关系进行分析。

五　结论

以"热—毒—中风"为理论基础，具有清热解毒活血作用的脑宁康颗粒干预缺血性脑卒中急性期，对患者神经功能恢复、日常生活能力提高、病残程度降低都有一定程度的优越性。尤其对于中医证候的改善，具有明显的疗效。可见，清热解毒活血法治疗急性缺血性脑卒中在临床的应用具有可行性。

参 考 文 献

［ 1 ］ 魏江磊,邵念方,王海颖.脑宁康颗粒治疗中风先兆证临床疗效研究[J].中国中西医结合急救杂志,2000,7(6):356-358.

［ 2 ］ 贾运滨,魏江磊.数据挖掘技术在中医证候研究中的应用述评[J].中国中医急症,2010,19(7):1184-1186.

［ 3 ］ 宋红普,魏江磊,吴中华,等.生地黄免煎颗粒对大鼠脑缺血后Nogo-A蛋白表达的干预[J].中国中医急症,2012,21(12):1948-1950.

［ 4 ］ 朱晖,魏江磊.脑宁康颗粒治疗急性缺血性脑卒中的临床疗效研究[J].中国中医急症,2014,23(5):839-840.